ESSAI

SUR LES

HÉMATOCÈLES UTÉRINES

INTRA-PÉRITONÉALES

PAR

Le Dr M. JOUSSET

Ancien interne des hôpitaux de Paris
et de l'hôpital des Enfants-Malades.

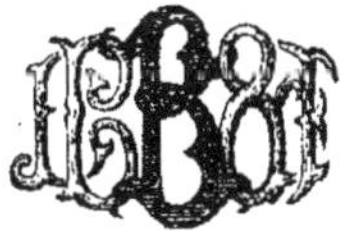

PARIS

LIBRAIRIE J.-B. BAILLIÈRE ET FILS

19, RUE HAUTEFEUILLE, PRÈS LE BOULEVARD SAINT-GERMAIN.

1883

ESSAI

HÉMATOCÈLES UTÉRINES

INTRA-PÉRITONÉALES

ESSAI

SUR LES

HÉMATOCÈLES UTÉRINES

INTRA-PÉRITONÉALES

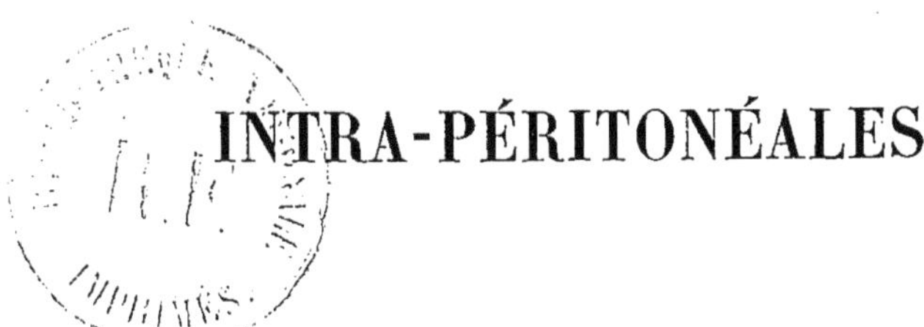

PAR

Le Dᵣ M. JOUSSET

Ancien interne des hôpitaux de Paris
et de l'hôpital des Enfants-Malades.

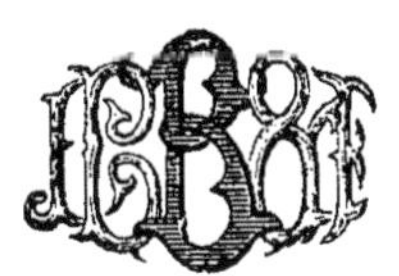

PARIS

LIBRAIRIE J.-B. BAILLIÈRE ET FILS

19, RUE HAUTEFEUILLE, PRÈS LE BOULEVARD SAINT-GERMAIN.

—

1883

ESSAI

SUR LES

HÉMATOCÈLES UTÉRINES

INTRA-PÉRITONÉALES

AVANT-PROPOS.

Dans notre année d'internat, chez notre excellent maître M. le Dr Bernutz, nous avons été à même d'observer trois cas d'hématocèles utérines, survenues toutes les trois dans le cours d'une pelvi-péritonite subaiguë. On a pu chez ces trois malades assister à la formation de la tumeur sanguine et c'est ce qui rend leurs observations intéressantes.

Notre travail était presque achevé, lorsque notre cher collègue et ami A. Chauffard nous a fait voir, dans le service de M. le professeur Peter, une malade atteinte, elle aussi, d'une hématocèle consécutive à une pelvi-péritonite, mais occupant le cul-de-sac anté-utérin : ce qui nous a permis de décrire les caractères de l'hématocèle siégeant dans cette région.

Nous avions d'abord choisi comme sujet de thèse : *des hématocèles consécutives aux pelvi-péritonites*, nous bornant à indiquer au diagnostic différentiel les symptômes particuliers qui distinguent cette variété des hématocèles ayant une autre origine ; mais, nous avons pensé depuis qu'il était préférable de faire un travail d'ensemble sur les diverses variétés d'hématocèles, parce que, jusqu'à ces derniers temps, on a décrit comme forme classique l'hématocèle à début dramatique, c'est-à-dire celle qui est consécutive à une hémorrhagie rapide et subite dans la cavité péritonéale. Nous croyons, au contraire, que les plus fréquentes sont celles qui surviennent dans le cours des pelvi-péritonites, et qui présentent un début beaucoup plus calme.

Ce qui avait fait méconnaître jusqu'à présent cette variété, qui nous paraît aujourd'hui la plus fréquente, c'était la rareté des autopsies d'hématocèles enkystées au début de l'enkystement ; le plus souvent, en effet, la mort survient à une période avancée, alors qu'il est impossible ou très difficile de distinguer si les fausses membranes qui enkystent le sang sont antérieures ou consécutives à l'hémorrhagie. D'un autre côté, il existe un grand nombre d'autopsies d'hémorrhagies intra-péritonéales ayant amené la mort avant tout travail péritonéal ; il était donc tout naturel de conclure de ces deux faits que l'hémorrhagie était toujours antérieure à la péritonite enkystante.

Du reste, par leurs travaux, Ferber (1) et Virchow (2) ne pouvaient que contribuer à cette erreur, puisque pour eux

(1) *Ferber.* Archiv. der Heilkunde, 8° année, 6° livraison, t. III, p. 131 et suiv. Leipsick, 1862.

(2) *Virchow.* Pathologie des tumeurs. Traduction Aronssohn, t. I, p. 146 et suivantes. Paris, 1867.

le sang, provenant des vaisseaux des néo-membranes péritonéales, devait s'épancher lentement, ce qui est contraire à l'observation. Il a été nécessaire que M. Jules Besnier (1), assistât à la transformation d'une pelvi-péritonite en
hématocèle pour que ce mode de formation fut admis ; il a
permis de donner sa véritable place à l'observation de
Bouvyer (2) et, depuis, notre maître M. Bernutz (3) et ses élè-
ves, nos collègues Cerné (4) et Bastard (5) ont pu, eux aussi,
assister à cette transformation. Les observations, qui nous
ont amené à faire ce travail, présentent aussi cette pathogénie.

Une autre raison, qui a contribué à obscurcir ce point de
la gynécologie, c'est que la plupart des auteurs qui se sont
occupés de la question, sauf M. Bernutz (6) et M. Puech (7),
ont décrit l'hématocèle comme une entité morbide, comme
une maladie. Nons voulons réagir contre cette doctrine et
ramener l'hématocèle à la place qui lui convient en pathologie générale.

(1) *Jules Besnier.* Contribution à l'étude des hématocèles péri-utérines et notamment de l'hématocèle par néo-membranes pelviennes. De
la pachy-péritonite hémorrhagique. In Archives de gynécologie, Paris,
1877.

(2) *Bouvyer.* Bulletin de la Société anatomique. Rapport de M. Gallard, année 1855, p. 388.

(3) *Bernutz.* Hématocèle rétro-utérine symptomatique de la pachy-
pelvi-péritonite. In Archives de tocologie. Paris, 1880.

(4) *Cerné.* Note sur un cas d'hématocèle rétro-utérine dans le cours
d'une pelvi-péritonite subaiguë. In Archives de tocologie, p. 385 et
suiv., juillet 1881.

(5) *Bastard.* Voir plus loin, obs. XXV.

(6) *Bernutz* et *Goupil.* Leçons cliniques sur les maladies des femmes,
t. I, passim. Paris, 1860.

(7) *Puech.* Compte rendu de l'Académie des sciences, année 1858,
t. I p. 405. (Mémoire sur l'hématocèle rétro-utérine et ses sources.)

Avant d'entrer dans l'exposition de notre sujet, nous voulons remercier notre maître M. le Dr Bernutz pour tous les bons conseils qu'il nous a prodigués, et pour une observation très intéressante de sa pratique de la ville, qu'il a bien voulu nous faire prendre.

M. Jousset.

EXPOSITION, DEFINITION ET DIVISION DU SUJET

Sous les noms d'*hématocèle rétro-utérine, péri-utérine* et *utérine*, on a décrit des affections différentes par leurs causes et par les symptômes qui précèdent l'apparition de la tumeur sanguine. Mais, quels que soient ces causes et ces symptômes de début, lorsque la tumeur rétro ou anté-utérine est formée, les symptômes propres à cette tumeur sanguine sont relativement analogues et offrent une marche assez semblable pour qu'on puisse conserver sous le même nom et décrire ensemble des affections disparates par leur origine.

On comprend, en général, sous le nom d'hématocèle une tumeur sanguine siégeant dans la cavité pelvienne et formée par du sang provenant des organes génitaux de la femme. Ce point de départ de l'hémorrhagie permettra de ne pas tenir compte dans notre description des tumeurs sanguines qui se formeraient dans le petit bassin de l'homme, ou qui, chez la femme, proviendraient de la rupture d'un anévrysme (1) ou des vaisseaux des parois abdominales (2), par exemple.

Depuis la communication d'Huguier à la Société de chirurgie (3), on distingue deux variétés d'hématocèles sui-

(1) Rupture d'un anévrysme de l'iliaque. — *Tilt.* Pathology and treatment of sanguineous pelvic tumeurs. In diseases of Women, obs. LXXIV, p. 260. London, 1853.

— Rupture d'un anévrysme de l'art. mésentérique. — *Barnes.* Traité clinique des maladies des femmes, trad. par le Dr Cordes. Paris, Masson, 1876, p. 516.

(2) *A. Voisin.* De l'hématocèle rétro-utérine. Thèse de Paris, 1860, p. 44.

(3) Séance du 28 mai 1851.

vant leur siège anatomique : *l'hématocèle intra-péritonéale* et *l'hématocèle extra-péritonéale*. Nous mettrons complément de côté dans notre description cette dernière variété, qui se rencontre rarement en dehors de la grossesse et qui présente des symptômes absolument spéciaux, comme nous le verrons au diagnostic.

Au point de vue des symptômes précurseurs de l'hématocéle intra-péritonéale, nous trouvons encore une division à faire.

Dans une *première variété*, le début des accidents est dramatique, pour nous servir de l'expression de notre maître, M. le D' Bernutz ; la première période est constituée par des douleurs très vives, survenues subitement et s'accompagnant de symptômes d'hémorrhagie interne et de péritonite aiguë : ces symptômes, antérieurs à la formation de l'hématocèle, peuvent avoir une intensité telle que la malade meure par l'abondance de l'hémorrhagie interne et le choc qu'elle détermine, sans que l'affection, que nous étudions, existe. Il est donc nécessaire, pour que l'hématocèle puisse se constituer, que la perte sanguine soit modérée et que l'enkystement (1) du sang épanché soit accompagné d'une péritonite limitée. Les hématocèles de cette variété sont toujours symptomatiques d'une hémorrhagie interne subite, d'une hémorrhagie par rupture.

La *seconde variété* présente, au contraire, des symptômes précurseurs plus insidieux et qui varieront suivant la maladie qui sera la cause de l'hématocèle : tantôt l'apparition de la tumeur sanguine sera précédée de symptômes

---

(1) Les expériences de Poncet sur les animaux, que nous rapporterons plus loin, tendent à prouver qu'il est nécessaire aussi pour cet enkystement que le péritoine ait été antérieurement lésé, puisque le sang injecté dans la cavité péritonéale d'animaux sains a toujours été résorbé.

de rétention menstruelle et, alors, à une période de règles, plus ou moins éloignée, apparaîtront les signes d'une péritonite ; tantôt dans le cours d'une maladie hémorrhagipare, ou pendant l'écoulement d'une métrorrhagie, les mêmes symptômes apparaîtront et l'hématocèle se constituera ; tantôt enfin, et ce sera le cas le plus fréquent, les signes évidents d'une pelvi-péritonite subaiguë commenceront le tableau morbide, pour être remplacés tout à coup par les symptômes de la tumeur sanguine.

Nous définissons donc ainsi l'hématocèle :

L'hématocèle utérine est une affection symptomatique d'une hémorrhagie intra-péritonéale, que celle-ci provienne des organes génitaux de la femme, ou des vaisseaux de nouvelle formation d'une pelvi-péritonite ;

Caractérisée anatomiquement par une tumeur sanguine enkystée, située dans le petit bassin et proéminant dans l'abdomen ;

Caractérisée symptomatiquement par une tumeur, faisant une saillie vaginale ordinairement rétro-utérine et remontant plus ou moins haut dans l'abdomen, tumeur fluctuante au début, présentant plus tard des points fluctuants et des points indurés, devenant indurée à une période plus avancée, et présentant très souvent des augmentations et des modifications en rapport avec la fonction menstruelle.

Cette définition est longue, mais nous avons cru nécessaire d'entrer dans les détails, pour bien faire comprendre ce que nous entendions par ce terme : hématocèle.

Dans le *chapitre Ier*, nous décrirons l'*anatomie* et la *physiologie pathologique* ;

Dans le *chapitre II*, la *symptomatologie* propre à l'hématocèle constituée, c'est-à-dire en prenant la malade après la formation de la tumeur ;

Dans le *chapitre III*, le *diagnostic de la variété*, en rapportant les signes appartenant aux affections, qui ont précédé et causé l'hématocèle ;

Dans le *chapitre IV*, les *complications ;*

Dans le *chapitre V*, le *pronostic ;*

Dans le *chapitre VI*, le *diagnostic* avec les affections qui peuvent prêter à confusion ;

Et dans le *chapitre VII*, le *traitement.*

Nous transcrirons ensuite nos observations personnelles, quelques observations inédites et toutes les observations antérieures sur lesquelles nous aurons à appuyer un passage de notre description et qui présenteront de l'intérêt comme lésions, comme symptômes ou comme pathogénie.

CHAPITRE PREMIER

Anatomie et physiologie pathologique

« L'hématocèle utérine est caractérisée anatomiquement « par une tumeur intra-péritonéale, sanguine, enkystée, « située dans le petit bassin et proéminant dans l'abdo- « men. » Tels sont les propres termes de notre définition.

Tantôt l'enkystement du sang est consécutif à l'hémorrhagie provenant des organes génitaux internes de la femme (trompe, ovaire, plexus veineux utéro-ovariens) ou d'un kyste fœtal (grossesse extra-utérine), tantôt l'enkystement précède l'hémorrhagie, qui se fait alors dans des loges péritonéales préexistantes (pachy-pelvi-péritonite).

La rareté des autopsies d'hématocèles, à une période voisine du début, depuis qu'on ne pratique plus communément la ponction comme moyen curatif, rend assez difficile la description des lésions ; la mort survient en effet le plus souvent assez tardivement après des ouvertures spontanées du kyste sanguin et il est alors difficile de distinguer si les fausses membranes qui forment l'enkystement sont consécutives à l'hémorrhagie ou si elles la précédaient ; il est aussi très difficile tardivement de constater les lésions caractéristiques de la rupture, qui a pu déterminer l'hémorrhagie.

Nous décrirons cependant successivement, en nous appuyant sur les travaux antérieurs et principalement sur les observations avec autopsie, les quatre paragraphes suivants :

§ Ier. Lésions de l'hématocèle consécutive à une hémorrhagie intra-péritonéale, formation de l'enkystement.

§ II. Lésions particulières pouvant amener à reconnaître le point de départ de l'hémorrhagie.

§ III. Lésions particulières à l'hématocèle consécutive à la pelvi-péritonite.

§ IV. Lésions pouvant compliquer les hématocèles.

§ I

Lésions de l'hématocèle consécutive à une hémorrhagie
intra-péritonéale, formation de l'enkystement.

Il nous paraît indispensable, pour donner une idée exacte des diverses phases de l'enkystement, de remonter jusqu'à l'hémorrhagie occasionnant l'hématocèle et de ne pas borner notre anatomie pathologique à la description de la tumeur sanguine constituée.

Nous avons rapporté plus loin des observations auxquelles nous renverrons pour la description des lésions, observations qui ne sont pas à proprement parler des hématocèles, puisque la mort est survenue peu après l'hémorrhagie sans que l'enkystement ait eu le temps de se faire ; nous avons choisi des cas où la mort est arrivée plus ou moins longtemps après le raptus sanguin pour pouvoir étudier l'état du sang à différentes périodes.

Nous avons rapporté ces observations d'hémorrhagies en quelque sorte foudroyantes sous le nom d'*hémorrhagies cataclysmiques*, suivant une expression de Barnes (1), qui nous paraît devoir être conservée.

A. *Avant l'enkystement.* — Lorsque l'hémorrhagie tue rapidement, en une demi-heure par exemple comme dans l'observation rapportée par Ollivier (d'Angers), on trouve à l'autopsie des caillots remplissant la cavité pelvienne et une partie de l'abdomen (observation I). On voit que le sang se coagule presque immédiatement après sa sortie des vaisseaux.

Lorsque la survie est plus longue, de douze à quinze heures, comme dans les observations de Neumann et de

(1) Cet auteur divise les hémorrhagies intra-péritonéales en :

« 1° Non enkystées (cataclysmiques).	1° Rupture de l'utérus ; 2° Rupture d'un kyste tubaire ; 3° Rupture de l'ovaire ; 4° Rupture des veines utéro-ovariennes.
2° Enkystées (péritonitiques).	1° Menstruelle ; 2° Abortive. »

Pour Barnes, hémorrhagie cataclysmique veut dire amenant la mort sans réaction péritonéale, par le seul fait du choc, du cataclysme. (Robert Barnes. Loc. cit., chap. XIII, p. 497.)

Fauvel (observations II et III), on trouve les mêmes lésions: caillots siégeant principalement dans le petit bassin et sérosité sanguinolente plus ou moins abondante, qui s'écoule au moment de l'ouverture de la paroi abdominale.

Le péritoine paraît du reste sain, car on ne parle pas d'existence d'inflammation de ce côté, ou l'on note l'intégrité des organes qui nagent dans la sérosité sanguinolente (observation III).

Cette intégrité du péritoine se retrouve même lorsque la mort est survenue beaucoup plus tard, quarante-huit heures après l'hémorrhagie, comme dans l'observation de M. Siredey (observation IV); trois jours après, comme dans l'observation de Littre (1) rapportée par MM. Bernutz et Goupil (2).

Cette intégrité du péritoine montre que c'est bien le choc, le *cataclysme* produit par l'hémorrhagie interne qui cause la mort à cette période et non l'inflammation péritonéale, qui n'existe pas ou qui existe peu.

B. *Pendant l'enkystement.* — a) *Etat du kyste.* — Il faut arriver à l'observation de Fleuriot (observation V), pour trouver un commencement d'enkystement : la femme qu'il a observée mourut le cinquième jour après le début des accidents hémorrhagiques et c'est en l'examinant le troisième jour que l'on put percevoir les signes de la tumeur ; en nous basant sur cette observation et l'observation de Littre, dont nous parlions plus haut, nous arriverons à conclure que c'est vers le troisième jour que l'enkystement du sang

____

(1) *Littre.* Sur un fœtus humain trouvé dans la trompe gauche de la matrice. Mémoires de l'Académie des sciences, p. 209, année 1702.

(2) *Bernutz* et *Goupil.* Loc. cit., p. 525.

est suffisant pour que l'on ait affaire à une hématocèle proprement dite, à une tumeur sanguine enkystée.

Ce kyste sanguin présente six parois, qui sont différemment constituées :

1° Une paroi inférieure formée par le cul-de-sac péritonéal recto-utérin ;

2° Une paroi postérieure formée par le péritoine qui tapisse la face antérieure du rectum, de l'S iliaque et les parois postérieures du bassin ;

3° Une paroi antérieure formée par le péritoine qui tapisse la face postérieure de l'utérus et des ligaments larges ;

4° et 5° Deux parois latérales formées par le péritoine qui recouvre les parties latérales du petit bassin : il est à remarquer que les parois ci-dessus peuvent être constituées par le péritoine seul, ou par le péritoine tapissé de fausses membranes.

6° La paroi supérieure est, suivant l'expression de notre maître M. Bernutz (1), un *diaphragme pathologique* ; cette paroi est formée par le grand épiploon, les anses de l'intestin grêle et l'S iliaque du côlon réunis entre eux par des adhérences péritonéales ; d'autres adhérences péritonéales partant de ces organes vont s'insérer sur les parois du bassin, sur le fond de l'utérus et sur les ligaments larges : ce travail inflammatoire du péritoine est causé par le sang, qui agit comme corps étranger irritant, et est la conséquence d'une action favorable de la nature, tendant à séparer ce sang du reste de la cavité abdominale pour en amener la résorption.

Ce diaphragme pathologique forme la limite supérieure

(1) *Bernutz*. Article Hématocèle, Dictionnaire de médecine et de chirurgie pratiques, t. XVII, p. 301.

de l'épanchement sanguin ; il se développe inégalement de façon à produire plusieurs formes différentes à la tumeur abdominale comme nous le verrons au chapitre II en décrivant les signes physiques de cette tumeur. Il suit les mouvements que la respiration imprime au diaphragme et aux organes abdominaux, de sorte qu'à chaque inspiration il exerce une légère pression sur le contenu sanguin du kyste.

Ces parois varieront si on est en présence d'une hématocèle anté-utérine: la paroi inférieure sera représentée par le cul-de-sac vésico-utérin ; la paroi postérieure par la face antérieure de l'utérus et des ligaments larges ; la paroi antérieure par la face postérieure de la vessie.

Ce siège de l'hématocèle est rare, parce que le cul-de-sac utéro-vésical est moins profond que le cul-de-sac recto-utérin, et que dans la position couchée, le sang qui serait épanché dans cette région, aurait par son propre poids une tendance à passer dans le cul-de-sac postérieur ; Barnes (1), du reste, croit que la réplétion de la vessie tendrait à produire le même résultat.

Nous verrons plus loin qu'il nous paraît probable que les hématocèles anté-utérines sont consécutives à des pelvi-péritonites anté-utérines (observation XXVII) ; elles pourraient peut-être aussi se développer en avant de l'utérus lorsque celui-ci sera maintenu en rétroversion par des adhérences péritonéales antérieures comme dans l'observation de M. Siredey (2) (observ. IV).

(1) *Barnes.* Loc. cit., chap. XIII, p. 495.

(2) Une observation de Schrœder avec autopsie vient corroborer cette manière de voir. Dans un cas d'hémorrhagie cataclysmique siégeant dans le cul-de-sac antérieur, on trouvait des adhérences péritonéales anciennes qui, réunissant le fond de l'utérus à la paroi postérieure du bassin, avaient forcé le sang à s'accumuler en avant de l'utérus. Wiener med. Wochenschrift, 1872, n°s 22 et 23.

M. Jousset.   2

L'état du péritoine et des fausses membranes présente des différences notables suivant le moment où on peut l'examiner.

Lorsque la mort survient peu après la formation de l'enkystement, comme dans l'observation de Fleuriot (observation V), les fausses membranes sont molles, très peu résistantes, friables et paraissent renforcées par la couche de caillots sanguins qui les tapissent.

Plus tard, elles sont devenues plus résistantes, plus épaisses et blanchâtres, comme dans l'observation de M. le Dr Gallard (observ. VI).

Le péritoine et les fausses membranes s'épaississent encore et, dans l'observation de Stoltz (observation VII), où la mort ne survint que deux mois après le début des accidents, ils étaient tapissés par une membrane inégale, épaisse, tomenteuse.

Plus tard enfin, comme dans l'observation de notre maître M. Bernutz (observation VIII), les parois du kyste sanguin sont formées par « une substance qui, par sa couleur, sa consistance, sa texture, rappelle un cartilage, et dans laquelle on ne peut distinguer le péritoine qui lui a donné naissance ». La face interne de ce kyste était hérissée de villosités molles et friables qui pénétraient le contenu du kyste.

La cavité kystique, ainsi formée, est souvent cloisonnée par des néo-membranes, qui présentent un état différent suivant l'âge du kyste et en rapport avec celui des parois.

b) *Etat du sang contenu.* — Le sang contenu présente, lui aussi, des différences sensibles suivant qu'il s'est écoulé plus ou moins de temps entre la production de l'hémorrhagie et la mort de la malade.

Près du début (observation de Fleuriot), le sang est comme

nous l'avons déjà décrit à propos des hémorrhagies cataclysmiques, c'est-à-dire qu'il est divisé en deux portions : l'une formant un caillot siégeant surtout dans le petit bassin, l'autre surnageant ordinairement et constituée par de la sérosité.

Plus tard, ce sang a subi un commencement d'altération; les caillots sont noirâtres ; la sérosité, moins fluide, a une consistance huileuse.

On peut aussi, à une période plus avancée de l'affection, trouver que les caillots ressemblent à de la gelée de groseille noirâtre (obs. VI).

Enfin, on a comparé le sang ainsi trouvé à de la mélasse.

c) *Etat des organes voisins.* — Les organes voisins participent en partie à l'enkystement, soit que, comme l'utérus, les annexes et le rectum, ils forment une partie des parois antérieures et postérieures de la tumeur, soit que, comme les intestins grêles, l'S iliaque et le cœcum, ils entrent dans la composition du diaphragme supérieur.

Leurs altérations se retrouveront plus loin, et lorsque nous parlerons des lésions qui peuvent indiquer le point de départ de l'hémorrhagie, et lorsque nous décrirons les lésions des complications de l'hématocèle.

d) *Nécessité d'une altération antérieure du péritoine pour que l'enkystement soit possible.* — Il ressort, de ce que nous avons dit plus haut, qu'il est nécessaire, pour que le sang épanché dans la cavité péritonéale puisse s'enkyster, que l'hémorrhagie soit modérée, sans quoi les malades meurent soit par le cataclysme produit par l'hémorrhagie, soit dès le début de l'enkystement par l'abondance de la perte antérieure.

Nous croyons qu'il doit aussi se rencontrer une autre

condition, c'est l'existence d'altérations antérieures du péritoine. Cette opinion s'appuie d'une part, sur ce qui se passe dans les ovariotomies et sur les expériences de M. Poncet (1) ; d'autre part, sur les recherches de Ferber (2) et de M. Drapier (3). Il est absolument nécessaire que nous rapportions, en les abrégeant autant que possible, quelques passages de ces auteurs, parce que nous voulons appuyer notre opinion sur des preuves.

Les ovariotomies laissent certainement écouler dans la cavité péritonéale et par la déclivité dans le cul-de-sac rétro-utérin une certaine quantité de sang ; ce sang est, dans presque tous les cas, resorbé, et nous ne trouvons qu'une observation de Spencer Wells (4) rapportée dans le tableau d'observations de la thèse de M. Poncet, où l'on ait vu consécutivement à une ovariotomie, pratiquée à l'époque menstruelle, se développer une hématocèle qui fut ponctionnée et qui guérit.

Les expériences de M. Poncet (5) viennent aussi démontrer que du sang injecté dans un péritoine sain se résorbe. Nous allons résumer ces expériences.

1ʳᵒ *Expérience.* On injecte le 25 mai, dans le péritoine d'une lapine moyenne, 15 centigrammes de sang défibriné. L'animal continue à se bien porter, et est sacrifié treize jours après l'opération. Pas de traces du sang injecté.

2ᵉ *Expérience.* 31 mai: On fait passer par une canule, placée dans la carotide d'une lapine, et communiquant avec la cavité péritonéale, une

(1) *Poncet.* De l'hématocèle péri-utérine. Thèse d'agrégation (chirurgie et accouchements), 1878.
(2) *Ferber.* Loc. cit.
(3) *Drapier.* Considérations sur l'hématocèle rétro-utérine consécutive à la pelvi-péritonite. Thèse de Paris, 1876.
(4) *Spencer Wells.* Gazette des hôpitaux, 1864, p. 354.
(5) *Poncet.* Loc. cit., p. 67 et suivantes.

assez grande quantité de sáng. Autopsie, huit jours après : un petit caillot du volume d'un grain de blé adhère à l'épiploon.

3° *Expérience.* On fait communiquer la carotide d'une petite chienne avec la cavité péritonéale d'une autre chienne, et on injecte ainsi du sang jusqu'à la mort de la première chienne. L'autopsie pratiquée huit jours après ne fait pas trouver de traces de sang épanché.

MM. les professeurs Arloing et Tripier avaient, de leur côté, fait les expériences suivantes, rapportées par M. Poncet :

1ʳᵉ *Expérience*, 27 mai. Petit chien loulou. Injection 45 grammes de sang. L'animal est sacrifié quinze jours après l'opération. Autopsie. Légères traînées de sang le long des vaisseaux du grand épiploon.

2ᵉ *Expérience.* 27 mai. Lapin, injection de 20 grammes de sang. L'animal est sacrifié dix jours après l'injection.

Autopsie. Le grand épiploon, qui est rempli de cysticerques, présente seul en quelques points une teinte jaune-rouille. A l'examen microscopique de ces taches, on voit de nombreux globules sanguins en voie de résorption. La plupart sont placés irrégulièrement au-dessous de l'épithélium, qui forme un pavé très régulier ; un certain nombre sont disposés superficiellement et forment des amas plus ou moins considérables ; d'autres enfin paraissent comme engagés entre les cellules épithéliales. Pas la moindre adhérence.

3ᵉ *Expérience.* Lapin. Injection, 20 grammes de sang (le 27 mai). Autopsie, 6 juin. Pas de trace de sang.

4ᵉ *Expérience.* 27 mai. Lapin, injection 34 grammes de sang. Autopsie. 6 juin. Quelques traînées rougeâtres sur le grand épiploon.

Dans les expériences suivantes, les expérimentateurs ont injecté une grande quantité de sang :

5° *Expérience.* 30 mai. Petite chienne. Injection de 280 grammes de sang dans le péritoine. L'animal se porte bien les jours suivants. Autopsie douze jours après ; pas la moindre trace du sang dans le péritoine.

6º *Expérience.* 30 mai. Jeune chienne, injection de 400 grammes de sang. Autopsie quinze jours après ; pas de traces de sang dans le péritoine.

Le docteur Livon (de Marseille) fit en même temps des expériences analogues sur neuf animaux (cobayes et chiens) et arriva aux mêmes résultats.

Le docteur Toussaint est arrivé à la même conclusion dans les expériences faites sur des chiens et des lapins ; mais il a pu injecter du sang à de grands mammifères, et voici le résumé de ses recherches :

1re *Expérience.* 5 juin. Injection dans la cavité péritonéale d'une ânesse de 2 k. 500 grammes de sang provenant d'une autre ânesse. Le 8 et le 9 juin, l'animal a un peu de fièvre.

Autopsie le 13 juin. Dans la cavité abdominale on trouve un quart de litre de sérosité rosée dans laquelle siègent des globules rouges, assez rares et intacts ou légèrement crénelés. Les globules blancs sont à peu près aussi nombreux que les rouges.

Il est à remarquer que la sérosité doit être considérée comme normale : on en trouve souvent plusieurs litres chez les vieux chevaux. Les globules rouges étaient donc les seuls indices de notre énorme épanchement sanguin.

2e *Expérience.* Le 6 juin, on injecte à une brebis 600 grammes de sang provenant de la carotide d'une autre brebis.

Les 7, 8 et 9 juin, animal triste, ne mange pas ; fièvre assez intense arrivant à 40º et 41º5.

Les 10 et 11 juin. La brebis reste couchée ; on constate les signes d'une péritonite.

Le 12 juin, on tua l'animal par hémorrhagie. Autopsie. La plaie n'est pas cicatrisée et il existe un abcès entre le derme et les muscles (il est rare que les plaies du mouton se cicatrisent sans suppuration).

On trouvait un caillot de 130 grammes, noir, fortement adhérent à l'épiploon et au péritoine pariétal, qui a déterminé une péritonite intense. On trouvait en outre 200 grammes environ de sérosité rougeâtre.

C'est là le seul cas où le sang ne soit pas résorbé ; devons-nous y voir un état particulier du péritoine des moutons qui n'absorberait pas le sang épanché comme celui des lapins, des chiens ou des ânesses? Nous ne voulons pas trancher la question, mais nous ferons remarquer que cette non résorption ne s'est produite qu'une seule fois sur plus de vingt expériences.

Nous ajouterons que des expériences de M. le professeur Vulpian (1) ont produit un même résultat, et que Peuzold et Cordua (2), qui ont étudié histologiquement les caractères du sang injecté dans les séreuses, ont conclu que le sang défibriné se résorbait plus rapidement.

Ferber (3) rapporte un certain nombre d'altérations péritonéales qu'il a rencontrées dans les autopsies et auxquelles il fait jouer un rôle très important dans la production des hématocèles :

« Chez les femmes, et en particulier chez celles qui ont passé la
« ménopause (la plus grande fréquence à cet âge est vraisemblablement
« due au plus grand nombre des autopsies), on remarque des *taches*
« *brun-noires* sur la partie du péritoine qui tapisse les organes géni-
« taux internes : tantôt ces taches colorées sont disposées en groupes et
« en raies, tantôt elles sont isolées et se trouvent principalement dans
« la partie de la séreuse qui forme le cul-de-sac rétro-utérin. Sous le
« microscope, ces taches offrent une disposition régulière : les points se
« réunissent en troncs d'où partent des ramifications, débris des capillai-
« res. En d'autres endroits on trouve ces taches groupées sans ordre.
« Dans la plupart des cas, on voit en outre sur la séreuse de petites
« villosités, remplies également de résidus pigmentés ainsi que nous
« venons de l'écrire.
« L'on observe moins souvent ce processus chez les jeunes femmes ;
« on voit chez elles de petites taches et des raies rouges, groupées irré-
« gulièrement sur la séreuse ; ce sont des capillaires gorgées de sang,
« et des villosités avec des anses vasculaires fortement injectées. Ici et

(1) *Vulpian*. Soc. de biologie, 1872.

(2) *Cordua*. Ueber den resorptions mechanismus von Blutergussen. Berlin, 1877.

(3) *Ferber*. Loc. cit. Nous devons la traduction de ce passage à notre excellent collègue et ami Gilbert.

« là, suivant l'âge du sujet, l'on trouve sur les replis de Douglas des tra-
« ces de résidu sanguin.

« Il faut considérer la formation des pseudo-membranes comme un
« stade plus avancé que celui que nous venons de décrire : ces fausses
« membranes sont ordinairement dépendantes de la séreuse utérine; à
« l'œil nu, elles se montrent comme un bourbier de sang, qui se laisse
« toutefois facilement séparer de l'utérus; sous le microscope, on voit
« un lacis de nombreux capillaires et des extravasats.»

M. Drapier, dans sa thèse, rapporte aussi ces altérations décrites précédemment par Ferber et ajoute qu'il les a recherchées dans quinze autopsies et qu'il ne les a trouvées que deux fois.

Ferber et M. Drapier ont conclu de ces recherches que les hématocèles étaient fréquemment produites par la rupture de ces petits vaisseaux, consécutifs à des inflammations péritonéales limitées. Nous verrons plus loin ce que nous croyons pouvoir accepter de leur opinion ; nous avons rapporté ici ce passage de Ferber, parce qu'il nous semble compléter les expériences de M. Poncet et parce que nous pensons, sans oser l'affirmer, qu'il est nécessaire que le péritoine ait subi une inflammation antérieure pour que le sang qui s'y épanche ne se résorbe pas : ces lésions, décrites par Ferber, sont certainement des traces de petits points de péritonites et comme il les a rencontrées assez fréquemment, nous pouvons conclure qu'un grand nombre de femmes ont ainsi une altération ancienne du péritoine qui les rend aptes à la formation d'un kyste sanguin ; il est certain que le raptus hémorrhagique sera nécessaire pour la production de l'hématocèle ; mais le sang trouvera, à son arrivée dans la cavité péritonéale, le terrain tout préparé pour son enkystement.

§ II

*Lésions particulières pouvant amener à reconnaître le point
de départ de l'hémorrhagie.*

Lorsque l'on fera l'autopsie d'une femme morte d'une
hématocèle durant depuis plusieurs mois, il est certain qu'il
sera très difficile, le plus souvent, de trouver les traces de
la rupture ayant amené l'hémorrhagie, et par conséquent
il sera difficile de dire, par le seul examen des viscères, à
quelle variété d'hématocèle on aura eu affaire.

Cependant il existera, dans les cas où la mort est plus
récente, des lésions pouvant faire connaître ce point de
départ. Nous allons énumérer et examiner successivement
toutes les sources d'hémorragies qu'on a décrites, en étu-
diant la pathogénie de chaque hémorrhagie et en cherchant
à déterminer la valeur de chaque théorie.

A. *Rupture du plexus utéro-ovarien.* — Il n'existe pas,
à notre connaissance, d'autopsies d'hématocèles où l'on ait
constaté la rupture d'une veine du plexus utéro-ovarien.
La seule observation que nous rapporterons au moment
de traiter les symptômes (chap. III) est de MM. Bernutz et
Goupil, et s'est terminée par la guérison. M. Poncet cite
un cas observé par Saexinger (1), où la rupture d'une veine
du plexus utéro-ovarien aurait été suivie d'hématocèle :
nous n'avons pas pu nous procurer cette observation, et
nous sommes obligé de nous contenter des autopsies consécutives à des hémorrhagies cataclysmiques par cette

(1) *Saexinger.* Monatschrift für Geburtsk. 1864, t. XXIII, p. 476.

voie, pour exposer les lésions caractéristiques de cette rupture.

Nous avons rapporté (observation I) une observation d'Ollivier (d'Angers), où l'on nota l'état variqueux du plexus pampiniforme et sa déchirure. Il existe une autre observation du même auteur (1) et une du professeur Depaul (2), où les mêmes lésions ont été observées.

M. Puech (3), dans son mémoire à l'Académie des sciences, pense que l'état variqueux du plexus n'est pas nécessaire, et que la rupture d'une veine peut survenir sans cette condition.

Ces autopsies d'hémorrhagies cataclysmiques nous permettent de dire que si on trouvait à l'autopsie d'une hématocèle, en outre des lésions caractéristiques, la déchirure d'une veine du plexus utéro-ovarien, on pourrait admettre ce mode de formation, que nous croyons très rare.

B. *Rupture et apoplexie de l'ovaire.* — Nous croyons, avec notre maître M. le Dr Bernutz, qu'il faut trouver autre chose que des cicatrices d'ovulation dans une autopsie de malade morte par hématocèle, pour pouvoir affirmer qu'une rupture de l'ovaire a été la cause de l'hémorrhagie créatrice.

Même en faisant entrer en ligne de compte la congestion de l'ovaire au moment de la rupture de la vésicule de

______

(1) *Ollivier* (d'Angers). Note sur un cas de grossesse tubaire avec quelques observations sur une cause particulière d'hémorrhagie interne chez la femme. Archiv. gén. de médecine, 2e série, t. V. p. 403 et suiv., 1834.

(2) *Depaul.* Bulletin de la Société anatomique de Paris, 1847, t. XXII, p. 15.

(3) *Puech.* Loc. cit.

Graef, comme l'ont fait Laugier (1) et M. le Dr Gallard (2),
nous ne croyons pas que le sang qui s'épancherait à ce
moment dans le péritoine, si la trompe ne venait pas coif-
fer exactement de son pavillon le point où se fait la déchirure, soit assez considérable pour devenir le point de départ
d'une hématocèle.

Deux cas rapportés par M. Puech (observations IX
et X), démontrent bien ce que nous avançons : il s'agit de
deux malades, mortes en quelques heures, pendant leur
époque menstruelle, l'une du choléra, l'autre de perforation intestinale et qui présentaient dans la cavité péritonéale un caillot gros comme une cerise. Après cela,
nous croyons difficile que l'on puisse admettre avec M. le
Dr Gallard que la ponte extra-utérine fécondée ou non
puisse être une cause d'hématocèle. Il ne suffira pas
pour dire que la rupture de l'ovaire a causé le kyste sanguin
de trouver à l'autopsie des cicatrices menstruelles.

Il y a plus que cela ; on trouvera, dans les cas qui peuvent être imputés à cette cause, une lésion particulière de
l'ovaire, une apoplexie de l'ovaire : L'ovaire droit était
converti en une masse ressemblant à du sang coagulé
(observation II). L'ovaire gauche est remplacée par une
poche contenant un caillot sanguin, poche qui communique avec la tumeur sanguine (observation V). L'o-
vaire gauche avait acquis la grosseur d'un gros œuf de poule,
il était noir, enflammé, son tissu ressemblait à celui d'une
rate diffluente ; on voyait une large scissure qui laissait
échapper un sang noir analogue à celui qui était dans la

(1) *Laugier*. Mémoire sur l'origine et l'accroiss. de l'hématocèle rétro-
utérine, présenté à l'Institut le 26 février 1855.

(2) *Gallard*. Mémoire sur les hématocèles péri-utérines spontanées,
lu à la Société médicale des hôpitaux le 14 juillet 1858. In Archives
gén. de médecine, 5e série. t. XVI, oct., nov. et déc. 1860.

cavité pelvienne (observation XI). Ces extraits des observations de Neuman, de Fleuriot et de Drecq, nous donnent bien une idée de l'apoplexie de l'ovaire, s'étant rompue dans la cavité péritonéale : voilà ce qu'il faudra trouver aux autopsies pour pouvoir affirmer qu'une rupture de l'ovaire a été le point de départ de l'hémorrhagie intra-péritonéale.

On a cité une observation de Prost (1) comme étant un cas de ce genre, mais la description de l'autopsie est tellement embrouillée qu'il est absolument impossible à la lecture de l'observation de décider si cela est vrai, et cependant les témoins de l'autopsie (2), étaient, paraît-il, bien persuadés de cette origine du sang.

Sous quelle influence se font ces apoplexies de l'ovaire, c'est ce que nous ne saurions dire aujourd'hui.

Barnes (3) pense que les hématocèles peuvent aussi être consécutives à la rupture de kystes ovariques, dont les vaisseaux des parois seraient la source de l'hémorrhagie. Il rapporte à l'appui de cette idée une observation avec autopsie et parle d'un cas analogue qu'il aurait observé ; mais, dans ces deux autopsies, on aurait trouvé en dehors des lésions ordinaires de l'hématocèle un petit kyste ovarique remplaçant l'ovaire et de la grosseur d'une noix. Nous serions porté à croire que dans ces cas on a eu plutôt affaire à des apoplexies de l'ovaire.

Il parle aussi d'un cas, dont il ne donne pas l'observation, où le sang aurait été fourni par un cancer de l'ovaire constaté à l'autopsie.

Il pourra y avoir en même temps, comme dans l'obser-

(1) *Prost.* De l'hématocèle rétro-utérine. Thèse de Paris, 1854, p. 38.

(2) *Bernutz* et *Goupil.* Loc. cit., p. 387.

(3) *Barnes.* Loc. cit., p. 505 et suiv.

vation de Fleuriot (observ. V), co-existence d'une grossesse extra-utérine représentée par son produit.

C. *Rupture de la trompe.* — La rupture de la trompe utérine peut survenir dans l'état de vacuité, ou par le fait d'une grossesse extra-utérine tubaire ; on comprendra que les lésions trouvées dans les deux cas ne seront pas identiques.

Nous ne connaissons qu'une seule observation (1) de rupture de la trompe en état de vacuité, et encore l'hémorrhagie qui fut consécutive à cette rupture fut cataclysmique ; sans rapporter cette observation à la fin de notre mémoire, comme nous l'avons fait déjà bien souvent, nous allons résumer ici la partie de l'autopsie qui nous intéresse, parce que la lésion de la trompe s'il y avait eu hématocèle, l'hémorrhagie ayant été moindre, n'aurait pas différé. La malade mourut vingt heures après le début d'accidents caractérisés par des douleurs abdominales intenses et des signes d'hémorrhagie interne. On trouva une grande quantité de sang dans l'abdomen et la trompe droite présentait « une déchirure transversale déchiquetée « et frangée d'environ 0,015 d'étendue, avec une sépara- « tion des bords d'environ 0,001, et infiltration sanguine « totale des parties environnant la solution de continuité ». Cette déchirure siégeait « à la partie antérieure de la « trompe et à environ 0,004 au plus de l'extrémité termi- « nale. » Cette trompe était augmentée de volume : elle ressemblait assez, sauf la longueur, à un doigt médius « assez fort, tandis que la trompe gauche n'avait que le « volume d'une plume d'oie ordinaire. »

Lorsqu'il existe une grossesse tubaire, il peut y avoir

(1) *Pauli.* Gazette des hôpitaux, 1847, p. 155.

rupture de la trompe par le fait du développement du kyste fœtal, sans qu'il se rompe lui-même (1) ; il peut y avoir en même temps rupture (2) de la trompe et du kyste ; enfin il pourrait se faire que la rupture fut occasionnée par une hémorrhagie tubaire ayant brisé la trompe amincie par le fait de la présence du kyste fœtal.

On constatera alors à l'autopsie, en même temps, que les lésions d'hématocèle, les lésions de rupture de la trompe décrites ci-dessus et la présence d'un fœtus renfermé dans son œuf. Si la rupture de la trompe et du kyste a coïncidé, on trouvera le fœtus au milieu des caillots sanguins. Enfin, nous devons rappeler l'observation de M. Siredey, où l'on n'a pas retrouvé les traces du fœtus, mais seulement des débris placentaires (observation IV). Barnes signale aussi l'observation d'une dame qui présenta une tumeur rétro-utérine deux jours après le début des accidents et chez laquelle on trouva à l'autopsie une rupture de la trompe et une hématocèle enkystée de fausses membranes molles ; l'œuf ne fut malheureusement pas constaté. Nous ne pouvons juger, d'après cette description sommaire, si la malade a eu une hématocèle causée par la rupture de la trompe dans l'état de vacuité ou de grossesse tubaire.

---

(1) *Littre*. A l'autopsie d'une femme morte d'hémorrhagie cataclysmique, il trouva une déchirure de la trompe gauche à 5 lignes de son pavillon : « Je remarquai dans cette trompe, au lieu où elle était dé-« chirée, un corps rond et transparent en partie, d'un pouce et demi « de diamètre, que je trouvai dans la suite être un fœtus qui nageait « dans un liquide fort clair, contenu dans les membranes chorion et « amnios. » Mémoires de l'Acad. des sciences, 1702, p. 209. C'est à propos de cette observation que Goupil (Bernutz et Goupil, p. 527) émit l'hypothèse que c'est une hémorrhagie tubaire qui, cessant de se faire jour au dehors, a produit la rupture,

(2) Observation XII.

D. *Rupture de grossesse extra-utérine.* — Nous avons
déjà étudié au paragraphe précédent les lésions que l'on
pourrait rencontrer chez les femmes ayant succombé
à la rupture d'une grossesse tubaire ; c'est en effet la variété la plus fréquente.

Il nous reste maintenant à examiner les autres variétés
de grossesse extra-utérine pouvant se terminer par rupture et par conséquent amener une hémorrhagie intra-péritonéale ordinairement cataclysmique, mais qui peut dans
de rares circonstances, s'enkyster.

Goupil (1) croit que cette rupture « presque constante
« dans la grossesse tubaire, fréquente encore dans quel-
« ques espèces dites ovariques, est assez rare dans les gros-
« sesses tubo-ovariques, sous péritonéo-pelviennes et
« exceptionnelle dans les grossesses tubo-abdominales et
« abdominales proprement dites. »

Quoi qu'il en soit, l'hémorrhagie intra-péritonéale peut-
être consécutive à une rupture du kyste fœtal, sous l'influence du traumatisme ou sans cause appréciable ; il est
probable que l'hémorrhagie se fait au moment de la rupture du kyste, soit par les vaisseaux rompus, soit par décollement de placenta.

On trouverait dans les autopsies (observation VI) les
lésions caractéristiques de l'hématocèle et, en plus, communiquant avec ce kyste sanguin, une poche kystique
rompue, tapissée par une membrane lisse (amnios) et pouvant contenir encore le placenta. Le fœtus ou ses débris se
trouveraient soit dans les vestiges du kyste fœtal, soit au
milieu des caillots sanguins.

Il existe une autre variété de tumeur sanguine rétro-
utérine contenant un fœtus ou des parties fœtales, mais

(1) *Bernutz* et *Goupil.* Loc. cit., p. 531.

ce n'est pas une hématocèle à proprement parler, parce que le sang n'est pas contenu d'une façon immédiate dans la cavité péritonéale : le sang est encore enfermé dans le kyste fœtal distendu par des hémorrhagies. Nous retrouverons cette variété au diagnostic et nous essaierons de la différencier de la précédente.

C'est à ces deux variétés indistinctement réunies, et non aux hématocèles extra-péritonéales, comme on l'a cru jusqu'à ce jour, que Huguier donnait le nom de *pseudo-hématocèles*. Dans la discussion de la Société de chirurgie (1) il divise les hématocèles *intra-péritonéales* en quatre variétés : la première variété ou *pseudo-hématocèle* « dépend sur-« tout d'une grossesse extra-utérine, arrêtée à un ou deux « mois de conception. » Il en a vu deux cas, dans lesquels on a trouvé une tumeur « développée dans le cul-de-sac « péritonéal. » L'autopsie, chez l'une des malades, a démontré la présence d'un fœtus dans la tumeur ; chez l'autre, il y a eu ouverture spontanée et il est sorti par le vagin des débris de fœtus.

On voit par cet extrait de cette célèbre discussion, que c'est bien à une des variétés des tumeurs sanguines intra-péritonéales qu'Huguier a donné le nom de pseudo-hématocèle.

E. *Hémorrhagie tubaire.* — M. Puech (2), puis Trousseau (3), ont admis que le sang qui vient former une héma-

(1) Séance du 28 mai 1851.
(2) *Puech.* Loco citato.
(3) *Trousseau.* Gazette des hopitaux, 22 et 29 juin 1858, p. 285 et 298.
— Clinique médicale de l'Hôtel-Dieu, 2ᵉ édit. Paris, 1865. T. III. Leçon sur l'hématocèle pelvienne.

tocèle intra-péritonéale provenait souvent de la trompe. M. Puech avance en effet que la muqueuse de la trompe donne une certaine quantité de sang au moment de la menstruation et contribue ainsi aux règles ; il pense que, sous certaines influences, cette hémorrhagie pourra être très abondante et qu'au lieu de s'écouler au dehors, elle s'épanchera dans la cavité péritonéale.

Trousseau a donné à cette variété d'hématocèle le nom de cataméniale et en voulait faire une maladie à part.

Les lésions caractéristiques de cette variété, d'après M. Puech, seraient la dilatation de la partie externe de la trompe et la teinte ecchymotique de la muqueuse.

Trousseau pensait que cette variété était le plus souvent terminée par la guérison et que par conséquent il était difficile d'en faire l'anatomie pathologique particulière. Il s'appuie cependant (1) sur une observation de M. Oulmont pour dire que l'origine tubaire de l'hémorrhagie a été admise *post mortem*. Cette observation, que nous publions sous le nom de M. Heurtaux (Observation XIII), contient bien dans les détails de son autopsie la dilatation des trompes, qui contenaient un liquide noirâtre analogue à celui de l'hématocèle; mais comme le début des accidents est survenu dans le cours d'une métrorrhagie, accompagnée de coliques internes, et que ces accidents ont coïncidé avec la cessation momentanée de la métrorrhagie, nous croyons qu'on est en droit de penser, en ce cas, que le sang a pu parvenir dans la cavité péritonéale par le reflux a travers les orifices internes des trompes.

Une observation de Scanzoni (observation XIV), se rapportant à une hémorrhagie cataclysmique dans le cours d'une rougeole, paraîtrait plus favorable à l'idée de l'hé-

(1) Clinique. Loc. cit., p. 599.

morrhagie tubaire ; mais comme l'observation ne fait p[as]
mention de l'état de l'utérus, il est difficile de se prononc[er]
avec certitude contre l'idée du reflux sanguin.

F. *Reflux du sang de l'utérus dans la cavité péritonéa[le]*
par l'intermédiaire des trompes. — Cette pathogénie por[te]
dans l'historique de l'hématocèle le nom de *théorie [de]*
Bernutz ; elle n'a pas été acceptée sans contestation et el[le]
est encore aujourd'hui repoussée par un certain nombr[e]
de gynécologistes. M. Gallard (1) ne l'admet que dans l[es]
cas de rétention menstruelle amenée par imperforation [de]
l'hymen ou du col; il ne veut point accepter la possibili[té]
du reflux par contraction du col.

Le reflux du sang de l'utérus se montre dans deux c[as]
bien différents : dans le premier, il est lié à une hypers[é]
crétion sanguine, à une métrorrhagie; dans le second, il d[é]
pend d'une rétention menstruelle, d'une aménorrhée, po[u]
vant s'accompagner incidemment d'une hémorrhagie légè[re]
(aménorrhée distillante).

Nous allons donner successivement la description de [la]
lésion :

1° dans les cas de métrorrhagie;
2° dans les cas d'aménorrhée, de rétention.

La première observation où il est question du reflux de[s]
règles de l'utérus dans le péritoine est l'observation [de]
Ruysch (2); c'est cette observation qui a servi de point d[e]
départ à M. Bernutz pour établir cette pathogénie. Il s'ap[

(1) *Gallard.* Loco citato.
(2) *Ruysch.* Observationum anatomico-chirurgicarum centuria, ol[s]
serv: LXXXV, p. 110. Amsterdam, 1691.
— Acta eruditorum. Leipzig, vol. X, p. 69.

puie en outre plus loin sur l'opinion de Haller (1) : « cet il-
« lustre physiologiste croyait si fermement à cette opinion,
« qu'il est revenu dans trois chapitres différents sur cette
« migration par les trompes du sang contenu dans l'utérus
« et de l'épanchement consécutif dans la cavité péritonéale,
« non seulement du sang menstruel, mais des lochies (2). »
Des observations d'Hélie (de Nantes) (3) et du professeur
Laboulbène (4), quoiqu'elles ne se rapportent pas à des
hématocèles à proprement parler montrent les diverses
phases de ce reflux. Celles de M. Proust (5) et de Barlow (6)
viennent encore servir de démonstration à la théorie du
reflux.

Nous résumerons ces observations à la fin de notre travail, parce que nous voudrions que la réalité de cette théorie ne puisse être mise en doute.

Ces observations du reste font bien passer sous les yeux
les diverses phases de la lésion.

L'observation de M. Hélie (observation XV) et celle

(1) *Haller*. Elementa physiologiæ corporis humani., 2ᵉ édit. Lausanne,
      1778.
—   Tome VII, liv. xxviii. Muliebra, sect. 2, § 31. Tubæ des-
      criptio, p. 105, lig. 10.
—   Ibid. Sect. 3. Purgatio menstrua, p. 149, lig. 9.
—   Tome VIII, liv. xxix. Fœtus, sect. 4, § 4. Uteri contrac-
      tio, p. 455, lig. 11.
(2) *Bernutz* et *Goupil*. Loc. cit., p. 432.
(3) *Hélie* (de Nantes). Recherches sur la structure des trompes utérines, suivies de quelques considérations relatives aux hématocèles
rétro-utérines. Journal de la sect. de médecine de la Société académique
de la Loire-Inférieure, 1858, 178ᵉ et 179ᵉ livraisons, p. 280 et suiv.
(4) *Laboulbène*. Observation communiquée à la Société de biologie,
1852.
(5) *Proust*. In Bernutz et Goupil. Loc. cit, p. 435.
(6) *Barlow* (W.-Fréd.). Cas d'hémorrhagie utérine dans lequel le
sang s'était échappé très probablement à travers la trompe de Fallope.
The London and Edinburgh Monthly Journal, 1841, p. 877.

du professeur Laboulbène (observation XVI) présentent toutes les deux à l'autopsie un caillot occupant toute
la cavité de l'utérus et se continuant par l'ostium utérinum dans les trompes, où il se terminait par une extrémité
effilée.

L'observation de. M. Proust (observation XVII) nous
offre absolument la même lésion. Celle de M. Barlow (observation XVIII) est un degré plus avancé. « Une grande
« quantité de sang était épanché dans l'abdomen et le bas·
« sin ; il ne fut pas possible de soupçonner d'où s'était
« échappé le sang jusqu'à ce que le bassin eut été examiné
« et que l'on eût vu un coagulum sanguin solide faisant
« saillie hors de l'extrémité évasée des trompes de Fallope,
« d'où il était évident qu'il avait été expulsé. Les trompes
« elles-mêmes était remplies de sang, qui les avait complè-
« tement dilatées jusqu'à une petite distance de l'utérus, où
« ce conduit n'avait pu se prêter à une aussi grande dis-
« tension. »

Ces observations nous montrent diverses périodes de
la marche du sang refluant de l'utérus vers la cavité péritonéale : comment se fait ce reflux ? sous quelle influence
a-t-il lieu ? Il est probable qu'il y a une contracture du col
de l'utérus fermant momentanément le passage du sang,
qui suit alors une marche inverse.

Les symptômes des observations sont en rapport avec
cette explication, puisque l'on voit les métrorrhagies diminuer ou disparaître avant le début des accidents douloureux annonçant le passage du sang dans le péritoine.

Il résulte de ces lésions que nous venons de décrire et
qui se rapportent seulement au reflux sanguin et non à
l'hématocèle constituée, que pour affirmer cette pathogénie il serait nécessaire de trouver, accompagnant le kyste
sanguin, une ou les deux trompes dilatées et communi-

quant avec l'hématocèle. Cette trompe contiendrait un caillot pouvant se continuer à travers l'ostium uterinum avec un caillot occupant la cavité utérine, si on faisait l'autopsie peu de jours après le début de l'hématocèle. Si la malade avait succombé, au contraire, après une affection longue, les lésions caractéristiques du reflux devraient être moins faciles à apprécier, et seraient probablement limitées à la dilatation des trompes qui contiendraient un liquide analogue à celui qui formerait la tumeur sanguine.

C'est du reste ce que nous trouvons dans l'observation de M. Bernutz (observation VIII). Il existe, en outre, dans ce cas, une distension de l'utérus, dont la cavité agrandie contient une assez grande quantité de sang. Cette distension de la cavité utérine par le sang se rencontrant avec la dilatation des trompes et l'hémorrhagie pelvienne enkystée, nous montre tout le tableau de la marche des lésions dans les rétentions menstruelles : 1° distension de l'utérus par le sang non excrété qui s'accumule à chaque menstruation; 2° dilatation consécutive des trompes, lorsque le sang continue à s'accumuler par vice d'excrétion; enfin 3° passage du sang, occupant les tumeurs formées par les trompes, dans la cavité péritonéale.

G. *Exhalaison sanguine aiguë du péritoine.* — La possibilité de cette origine des hémorrhagies intra-péritonéales, pouvant amener des hématocèles, n'est fondée que sur deux observations de Tardieu (1) et une observation de Le Chaptois (2).

---

(1) *Tardieu.* Annales d'hygiène publique, juillet 1854, 2ᵉ série, t. II, p. 157, et Th. d'Auguste Voisin, p. 43 et suiv.

(2) *Le Chaptois.* Archives gén. de médecine, 3ᵉ série, t. V, p. 230, et Bulletin de l'Académie, 1839.

Les trois malades, qui sont les sujets de ces observations, moururent rapidement et si rapidement que l'on pensa à des empoisonnements. La malade de Le Chaptois mourut après des douleurs abdominales violentes, des vomissements répétés, des convulsions et des sueurs froides : ces symptômes suffisaient bien pour faire craindre un empoisonnement et faire demander une autopsie judiciaire.

Les trois autopsies concordent en ce sens que l'on trouva la cavité pelvienne et une partie de l'abdomen remplies de sang en caillots et liquide, et que les recherches les plus minutieuses des observateurs ne permirent pas de découvrir une rupture, une lésion pouvant servir de point de départ à l'hémorrhagie.

Il est certain que, par analogie, les autres séreuses pouvant donner des épanchements sanguins, on peut théoriquement admettre la réalité de l'exhalaison sanguine aiguë du péritoine. Mais si on a l'occasion de faire une autopsie chez une malade atteinte depuis longtemps de son hématocèle, ce ne sera pas une raison suffisante, parce qu'on ne trouvera à l'autopsie que les lésions propres à l'hématocèle, pour conclure â cette pathogénie. Les hématocèles que nous étudierons tout à l'heure, qui sont consécutives à des pelvi-péritonites, présentent aussi des lésions semblables, et si on n'a pas assisté aux symptômes de développement de l'affection, on ne pourra se prononcer sur un simple examen anatomique.

Notre cher ami Chauffard nous a donné l'observation d'une malade morte de variole hémorrhagique (obs. XIX) et ayant présenté des métrorrhagies pendant les jours qui précédèrent la mort. A l'autopsie, on trouva du sang épanché dans la cavité péritonéale en assez grande quantité ; comme Chauffard n'a trouvé aucunes traces de rupture vasculaire, ni de lésions d'organes, il s'est de

mandé si ce n'était pas un cas d'exhalaison sanguine ;
nous croyons plutôt qu'il y a eu là un reflux sanguin du
sang de la métrorrhagie, parce que les trompes étaient colorées en rouge foncé ; mais il manque dans cette hypothèse
la dilatation des trompes et la présence d'un caillot.

Cette observation est curieuse à un autre point de vue,
c'est que la malade avait eu antérieurement une pelvi-péritonite, et que l'on trouva du sang épanché entre les fausses membranes anciennes, qui occupaient le cul-de-sac rétro-utérin.

§ III

Lésions particulières à l'hématocèle consécutive à la pelvi-péritonite.

La différence absolue entre cette variété de l'hématocèle
et celle dont nous venons de parler consiste dans la
préexistence de l'enkystement à l'hémorrhagie.

Cette variété, indiquée pour la première fois par Ferber (1), qui rapporte une observation, a été répandue par
Virchow (2), dont elle porte le nom.

Ces deux auteurs ont pensé que les hématocèles les
plus fréquentes étaient consécutives à des pelvi-péritonites
anciennes, et qu'elles se formaient lentement par la rupture des vaisseaux sanguins occupant l'épaisseur des fausses membranes.

Ferber appuie son opinion sur des recherches cadavéri-

(1) *Ferber*. Loc. cit.
(2) *Virchow*. Loc. cit.

ques que nous avons déjà rapportées plus haut (voir page 23 et 24) et sur une observation que nous publierons d'après le résumé qu'en a fait notre maître le Dr Bernutz (1).

La tumeur sanguine, trouvée à l'autopsie, était constituée par des plaques néo-membraneuses (observation XX) juxtaposées et agglomérées entre elles ; entre les lamelles de chacune de ces plaques étaient placés des détritus sanguins à différents degrés de régression. La tumeur entière était donc un composé de petites agglomérations sanguines probablement d'âges différents. Les symptômes rapportés par l'auteur sont malheureusement assez vagues et ne contiennent pas l'examen des organes génitaux.

On peut rapprocher de cette autopsie un détail de l'autopsie de Chauffard (observation XIX), qui a noté, dans l'épaisseur des fausses membranes anciennes qui « relient « l'utérus au rectum, trois foyers hémorrhagiques récents, « à caillot noir. »

Ces lésions diffèrent essentiellement de celles que nous avons décrite au § 1er lorsque nous traitions de l'hématocèle consécutive à l'hémorrhagie ; nous ne croyons pas qu'elles répondent au plus grand nombre des faits. Nous verrons en effet plus tard (chap. III) en faisant les symptômes propres aux hématocèles consécutives à une pelvi-péritonite que ce n'est pas peu à peu que se fait l'hémorrhagie qui transforme la pelvi-péritonite en hématocèle, mais qu'elle se produit rapidement et en quelques heures (2).

Il n'exi ste qu'une seule observation avec autopsie de cette variété d'hématocèle, c'est celle de Bouvyer (observation XXI). Les lésions, qui ont été décrites avec grand soin

---

(1) *Bernutz*. Loco citato. Hématocèle consécutive à la pachy-pelvi-péritonite, p. 41.

(2) Voir nos observations XXII, XXIII, XXIV, XXV et XXVI.

par M. Gallard (1), qui a recherché en vain toutes traces de ruptures, étaient assez analogues à celles que l'on rencontre dans les hématocèles vulgaires. Il y avait un kyste formé de fausses membranes épaisses, blanchâtres, rempli par des caillots sanguins plus denses à la périphérie, où ils renforçaient les fausses membranes d'enveloppe. Ce kyste se trouvait à droite de l'utérus, en rapport avec l'ovaire correspondant dont il était séparé par un kyste plus petit contenant également du sang et qui paraissait avoir été en contact avec l'ovaire lui-même. Ce qui était remarquable, c'est que la tumeur sanguine n'était pas limitée inférieurement par le cul-de-sac recto-utérin, mais par des fausses membranes qui se trouvaient un peu au-dessus, de façon que la partie inférieure de ce cul-de-sac était libre. Cette circonstance et l'absence de toutes traces de rupture ou de grossesse extra-utérine, traces recherchées avec grand soin par M. Gallard, nous permettent de dire que l'on avait bien affaire en ce cas à une hématocèle consécutive à une pelvi-péritonite.

Ces hématocèles peuvent se développer dans une des loges d'une pelvi-péritonite, pendant que les autres loges restent remplies de sérosité ou de pus. Ce voisinage serait caractéristique de cette variété si on le rencontrait dans une autopsie. Quoique le fait ait été signalé, il y a quelques années, par MM. Cornil et Ranvier (2), nous ne croyons pas qu'il existe d'autopsies dans lesquelles on ait trouvé ces lésions réunies; tandis qu'il y a un grand nombre d'observations où on a pu les rencontrer juxtaposées (observation XXII). Dans l'observation que nous indi-

(1) *Bouvyer.* Bulletin de la Société anatomique de Paris. Rapport de M. Gallard, 30e année, 1855, p. 388.

(2) *Cornil* et *Ranvier.* Manuel d'histol. pathol., 3e partie, p. 1139, 1876.

quons là, notre excellent maître, **M.** le docteur Bernutz, croyant avoir affaire à une pelvi-péritonite, fit une ponction vaginale, qui donna seulement issue à deux cuillerées d'un sang séreux ; quinze jours après cette ponction, une poche purulente voisine se vida par le rectum.

§ IV

Lésions pouvant compliquer les hématocèles.

Lorsque l'on fait l'autopsie de malades atteintes d'hématocèle, qui ont succombé à une rupture du kyste ou à son ouverture spontanée, on trouve quelques lésions spéciales en outre de celles que nous avons déjà énumérés. Nous allons les passer très rapidement en revue.

Dans les *ruptures* de l'hématocèle, on trouve à la partie inférieure le kyste contenant encore des caillots sanguins, plus ou moins noirâtres, plus ou moins ramollis ; la paroi supérieure de ce kyste présente d'ordinaire une ouverture plus ou moins déchiquetée (observation VI) et le reste de l'abdomen contient une certaine quantité de sérosité sanguinolente qui s'échappe au dehors dès qu'on vient à ouvrir la paroi abdominale lorsqu'elle est très abondante ; il peut exister aussi des lésions de péritonite généralisée.

Lorsqu'il y a eu une *ouverture spontanée* dans le vagin ou une ponction, on trouve la tumeur sanguine enflammée, les caillots sont plus ou moins ramollis, fétides, sanieux, mélangés à du pus de mauvaise nature : on peut aussi y rencontrer des gaz.

L'ouverture dans l'intestin, surtout si elle siège en un point élevé, peut amener le passage des matières et des gaz intestinaux dans la cavité kystique et on les y trouvera avec des traces d'inflammation des parois et du contenu, analogues à celles que nous rencontrons après l'ouverture spontanée du vagin.

La coexistence d'une poche péritonéale purulente ou séro-purulente voisine du kyste sanguin est spéciale à la variété de cette affection consécutive à une pelvi-péritonite; nous en avons parlé à la page précédente. Il peut aussi y avoir vers la fin de l'hématocèle des abcès de voisinage situés soit dans le péritoine, soit dans le tissu cellulaire sous-péritonéal (obs. XXIII).

L'entérite glaireuse, qui accompagne si souvent les hématocèles, avait produit dans l'observation de M. Heurtaux (observation XIII) des ulcérations superficielles de la partie inférieure du rectum, ulcérations gris-ardoisées n'intéressant que la muqueuse.

On comprendra que nous ne décrivions pas ici les lésions des complications lointaines des hématocèles (abcès de la fesse — dégénérescence des reins (1) — dilatation des uretères par compression) (2).

CHAPITRE II.

Symptomatologie propre à l'hématocèle constituée.

L'hématocèle utérine est caractérisée symptomatiquement par une tumeur faisant une saillie vaginale, ordinairement

---

(1) Obs. XXI.
(2) Cas de *Dumontpallier* rapporté dans la thèse de Poncet, p. 81.

rétro-utérine et remontant plus ou moins haut dans l'abdomen ; tumeur fluctuante au début, présentant plus tard
des points fluctuants et des points indurés, devenant indurés à une période plus avancée, et présentant très souvent des augmentations et des modifications en rapport
avec la fonction menstruelle. Voici la partie de notre définition qui s'applique aux manifestations symptomatiques
nécessaires pour que l'on puisse affirmer l'existence d'une
hématocèle.

Ces symptômes peuvent s'accompagner et s'accompagnent même le plus souvent de symptômes généraux et de
douleurs plus ou moins vives ; cependant, on peut rencontrer des cas où les douleurs et la fièvre font presque absolument défaut, des cas uniquement constitués par les signes
physiques de la tumeur et quelques symptômes de voisinage ; nous publierons une observation personnelle caractéristique à ce point de vue.

Nous décrirons donc deux formes symptomatiques de
l'hématocèle utérine.

1° *Forme commune.*

2° *Forme chronique d'emblée.*

FORME COMMUNE.

Après des symptômes de début qui appartiennent non à
l'hématocèle proprement dite, mais à la maladie qui en
est la cause, et que nous développerons dans le prochain
chapitre, l'hématocèle est constituée.

Elle existe dès que la tumeur est formée et appréciable
par des signes physiques, c'est-à-dire dès que le sang est
enkysté. Cette tumeur se constitue plus ou moins vite
après le début des accidents qui l'amènent et nous verrons

que l'on peut tirer du moment de son apparition des signes différentiels pour faire le diagnostic de la variété.

Quoi qu'il en soit, dès que la tumeur existe, elle se manifeste par des troubles fonctionnels et des troubles généraux qui engagent le médecin à la rechercher.

Ces troubles existent principalement du côté de l'excrétion des urines et des matières fécales. Les malades ont dans certains cas une difficulté très grande à uriner : leurs mictions sont rares et difficiles, douloureuses, et quelquefois on peut assister à une véritable rétention d'urine, à laquelle il est difficile de remédier à cause de la gêne apportée par la tumeur qui comprime l'urèthre et s'oppose ainsi au passage d'une sonde (obs. V). D'autres fois, au contraire, les malades gardent difficilement leurs urines et toutes les dix minutes, tous les quarts d'heure, sont obligées de recourir au bassin (obs. XXIII). Les mictions sont alors douloureuses et s'accompagnent d'une recrudescence dans les douleurs abdominales.

Du côté de l'intestin, il existe une constipation, qui peut tenir et à la péritonite partielle nécessaire à l'enkystement, et à la compression exercée par la tumeur.

Les malades sont en même temps en proie à une fièvre assez intense, à de l'inappétence, à des nausées et même à des vomissements ; leur figure, grippée comme dans la péritonite, mais à un degré moindre, présente une pâleur considérable, pâleur qui n'est pas en rapport avec la fréquence du pouls et l'élévation thermique due à la fièvre.

En même temps, les malades se plaignent du ventre qui est douloureux à la pression, tendu, ballonné plus ou moins haut, suivant l'intensité de la péritonite qui accompagne l'enkystement de l'hématocèle. Elles accusent la présence d'une grosseur, d'une tuméfaction dans l'abdomen ; en même temps, elles éprouvent une tension dans le bas-ventre, vers le vagin : il leur semble, disent-elles, que quelque chose de gros va s'échapper par la vulve.

Lorsque l'on vient à examiner le ventre des malades qui présentent ces symptômes, on est en général frappé par un ballonnement, qui n'est pas absolument limité à la partie inférieure, mais qui cependant proémine à la région sous-ombilicale.

La palpation permet d'ordinaire de reconnaître en ce point la présence d'une tumeur, variable comme forme et comme volume. Le plus souvent cette tumeur est volumineuse et remonte jusqu'au niveau de l'ombilic. Sa forme peut être trilobée, c'est-à-dire qu'elle est plus prononcée sur les parties latérales, dans les deux fosses iliaques où elle s'étale ; ces deux portions latérales, qui peuvent être de développement inégal, sont reliées entre elles par une sorte de hile, présentant à sa partie médiane un renflement moins volumineux, correspondant à la région de l'ombilic. On a comparé l'aspect produit par cette forme de tumeur à celui d'une feuille de trèfle.

D'autres fois, les deux parties latérales sont seules développées et la portion centrale n'existe pas ; les deux tumeurs latérales sont alors réunies par un hile à concavité supérieure. Dans ce cas, on a une tumeur qui ressemble à un cœur de carte à jouer.

Enfin la tumeur peut être constituée par un seul lobe, soit médian, soit unilatéral, et dans ce cas développé plutôt à droite qu'à gauche.

La palpation, qui permet de reconnaître ces formes, est souvent difficile, quelquefois presque impossible à cette période de l'hématocèle, à cause des douleurs violentes qu'elle vient réveiller. Dans certains cas (obs. XXIII), le moindre attouchement fait pousser des cris à la malade. Cependant, dans un grand nombre de cas, les douleurs, quoique assez vives, permettent une exploration suffisante et alors on peut constater que, quelle que soit sa forme, la tumeur se continue vers le petit bassin, où elle s'enclave dans le détroit supérieur ; qu'elle est indépendante des parois abdominales, qui glissent sur elle et qu'elle se termine vers l'abdomen par des surfaces convexes, correspondant aux lobes latéraux et médian, et par des surfaces concaves aux points qui réunissent les différents lobes.

Lorsque la palpation est possible, elle permet aussi de reconnaître la consistance de la tumeur, qui, à cette période, est ordinairement, sinon fluctuante, du moins molle. Dans quelques cas, la fluctuation paraît assez manifeste.

La percussion, lorsqu'elle n'est pas rendue impossible par l'intensité des douleurs, donne une matité absolue dans toute l'étendue de la tumeur, matité qui contraste avec la sonorité des intestins accumulés au-dessus des limites supérieures de la tuméfaction ; mais la percussion est toujours moins facile à pratiquer que la palpation, parce qu'elle ravive les douleurs à un plus haut degré.

La tumeur hypogastrique, dont nous venons d'énumérer les signes, s'enfonce dans le bassin et le toucher vaginal et rectal nous donnent les caractères particuliers et importants de la partie de la tumeur qui proémine dans la cavité pelvienne.

Le toucher vaginal fait reconnaître à une distance assez rapprochée de l'orifice vulvaire (à 4, 5 ou 6 centimètres) la présence d'une tumeur presque toujours située dans le cul-de-sac postérieur. Cette tumeur est le plus souvent assez volumineuse pour aplatir d'arrière en avant le canal vaginal et pour rendre quelquefois difficile le passage du doigt entre elle et la symphyse du pubis (1), lorsqu'on veut parvenir à trouver le col, qui est d'ordinaire remonté ; en effet, dans le plus grand nombre des cas, l'utérus a été remonté et appliqué contre le pubis au-dessus duquel il forme une petite tumeur saillante à l'hypogastre, et qu'on peut quelquefois isoler par la palpation de la tumeur sanguine située en arrière. Le corps de l'utérus se reconnaîtra alors par une consistance beaucoup plus grande que celle de la tumeur sanguine. Dans certains cas, cette élévation est telle et la tumeur a si complètement aplatit le vagin que l'exploration du col de l'utérus devient impossible.

Dans d'autres cas, au contraire, l'utérus est abaissé et se trouve aplati contre la symphyse du pubis ; alors, le col se trouve situé très en bas, à 4 ou 5 cent. de l'orifice vulvaire ; il est alors facile à explorer, et on le trouve séparé de la tumeur recto-utérine par un sillon assez profond. Dans notre observation XXIII, où le col était ainsi abaissé, le doigt introduit dans le vagin arrivait d'abord sur le col situé très en avant et on ne trouvait pas de cul-de-sac vaginal antérieur appréciable à cause de l'application immédiate de l'utérus sur le pubis.

Viguès (2), qui croyait que les hématocèles étaient toutes extra-péritonéales, expliquait cette élévation de l'utérus par la raison que la tumeur sanguine, en se développant, détachait le péritoine de la face postérieure de l'utérus, avec lequel il n'a que des adhérences lâches à ce niveau, tandis qu'elle ne pouvait pas le détacher du fond de l'organe où il adhère intimement ; ce qui faisait qu'en repoussant en haut par son développement le péritoine elle soulevait en même temps l'utérus.

(1) Voir obs. XXIV, p. 68.
(2) *Viguès.* Des tumeurs sanguines de l'excavation pelvienne chez la femme. Th. de Paris, 1850.

Prost (1) croyait que l'on pouvait tirer un signe différentiel de l'élévation ou de l'abaissement de l'utérus pour diagnostiquer le siège intra ou extra-péritonéal de l'hématocèle : lorsque la tumeur sanguine se développe dans le tissu cellulaire, dit-il, elle élève l'utérus vers l'ombilic par la distension du ligament large dans lequel elle se développe ; lorsqu'elle est située dans le cul-de-sac péritonéal, elle tend au contraire à repousser l'utérus vers le vulve.

Ces idées n'ont plus cours aujourd'hui et l'on ne tire plus de signes différentiels de l'abaissement ou de l'élévation de l'utérus ; il est probable que ces déplacements sont dus non seulement à la présence de la tumeur sanguine, mais encore aux adhérences péritonéales anciennes ou contemporaines à l'hématocèle.

La tumeur recto-utérine est volumineuse et occupe ordinairement tout le détroit supérieur au point de rendre impossible l'introduction du doigt entre elle et les parois osseuses du bassin.

Cependant, lorsque la tumeur est développée unilatéralement et qu'elle ne forme de saillie que dans une des fosses iliaques, la tumeur vaginale n'occupe que la partie correspondante du cul-de-sac postérieur ; elle se moule sur ce côté sur les parois osseuses du bassin, tandis qu'elle se continue du côté opposé avec une sorte d'induration mal définie. L'utérus a subi, en outre, un mouvement de torsion, il a été entraîné du côté de la tumeur et son col regarde un peu du côté opposé.

Cette tumeur descend plus ou moins bas dans le vagin ; quelquefois elle ne vient que jusqu'au niveau de l'extrémité iuférieure du col, mais souvent elle descend dans la cloison recto-vaginale usqu'à l'union du tiers supérieur avec le

(1) *Prost.* Loc. cit.

M. Jousset.   4

tiers moyen ; elle peut même descendre si près de la vulve qu'il suffira d'écarter les parois du vagin avec les deux index pour l'apercevoir.

Le toucher rectal permettra de juger la saillie considérable de la tumeur de ce côté et de constater qu'elle vient s'appliquer sur la région osseuse postérieure du bassin ; il fera aussi apprécier la façon dont la tumeur s'étale en arrière de l'utérus de manière à occuper toute l'excavation pelvienne, à se « mouler sur elle, comme un métal en fusion prend la forme de la lingottière dans laquelle on le moule (1) ».

A cette période de développement de l'hématocèle, la tumeur vaginale est fluctuante, mais cette fluctuation sera plus ou moins manifeste ; tantôt elle sera reconnue par le simple toucher vaginal à cause de la mollesse élastique toute spéciale qu'offrira la tumeur ; tantôt il sera nécessaire de combiner la palpation avec le toucher vaginal et, en imprimant à la tumeur hypogastrique quelques secousses, on transmettra au doigt placé dans le vagin une sorte de vibration et quelquefois même, comme nous l'avons constaté (observation XXIV) une véritable sensation de flot.

Pour mieux percevoir cette fluctuation, Nélaton (1) recommandait d'introduire en même temps l'index et le médius dans le vagin et enseignait que par des pressions alternatives on arrivait plus facilement à trouver cette fluctuation.

Notre maître M. le Dr Bourdon (3) a conseillé d'in-

---

(1) *Bernutz* et *Goupil.* Loc. cit., t. I, p. 208.

(2) *Nélaton.* Sur une espèce de tumeur sanguine du bassin chez les femmes. Gazette des hôpitaux, 3e série, t. III, n° 16. 8 fév. 1851.

(3) *Bourdon.* Mémoire sur les tumeurs fluctuantes du petit bassin. Revue médicale, juillet, août et septembre 1841.

troduire en même temps le pouce dans le vagin ét l'index dans le rectum : on tient, par ce moyen, la tumeur vaginale entre ses deux doigts et il est facile d'acquérir ainsi la notion de la fluctuation.

Ainsi, en résumé, la tumeur vaginale est ordinairement rétro-utérine, volumineuse, fluctuante à cette période de l'hématocèle. Ajoutons qu'elle est douloureuse ; mais que chez quelques malades, et en particulier chez une de celles qu'il nous a été donné d'examiner (observation XXIII) les impulsions communiquées à la tumeur vaginale étaient moins douloureuses et mieux supportées que celles qui agissaient sur le col utérin lui-même.

Nous venons de dire que la tumeur vaginale est ordinairement recto-utérine, parce qu'il existe quelques rares observations d'hématocèles du cul-de-sac péritonéal vésico-utérin et que dans ces cas c'est en avant de l'utérus que vient faire saillie la tumeur.

Chez la malade dont l'observation (1) nous a été communiquée par notre cher collègue et ami Chauffard, nous avons pu pratiquer le toucher huit jours après l'apparition de la tumeur, c'est-à-dire à une période voisine de son début.

Nous avons trouvé par la palpation de l'abdomen une tumeur hypogastrique en forme de cœur de carte à jouer, remontant un peu au-dessus de l'ombilic sur les parties latérales et présentant au niveau de la cicatrice ombilicale une concavité reliant les deux tumeurs latérales. Cette tumeur offrait à la palpation une mollesse élastique caractéristique et analogue à celle qui existe dans les hématocèles rétro-utérine.

Au toucher vaginal, nous avons constaté que le col de

____

(1) Voir plus loin, obs. XXVII.

l'utérus était situé très haut et un peu rapproché de la paroi postérieure du bassin ; cependant le doigt arrivait assez facilement à l'atteindre en faisant soulever le siège de la malade ; il n'en était pas de même pour le cul-de-sac postérieur, qu'il était très difficile d'explorer, mais qu'on sentait cependant libre de toute tumeur.

Le col de l'utérus était séparé du pubis par une tumeur remplissant tout le cul-de-sac antérieur du vagin et s'étendant latéralement en forme de croissant à concavité postérieure jusque sur les parties antéro-latérales du col. Cette tumeur était séparée du col par un sillon de séparation assez net ; elle n'était pas très douloureuse ; elle était molle mais on ne pouvait pas percevoir de fluctuation entre le doigt qui pratiquait le toucher et la main appuyée sur la paroi abdominale. Ce qui nous a paru remarquable, c'est que l'utérus n'avait pas subi un déplacement d'avant en arrière aussi considérable que celui qu'on rencontre dans les hématocèles rétro-utérines ; en outre, il n'était pas aussi englobé dans la tumeur que dans la variété postérieure, puisque nous avons pu imprimer au col quelques mouvements, en réalité très légers. Celui-ci était petit, conique et dur, comme il convenait à une femme n'ayant jamais été enceinte.

Nous devons aussi faire remarquer que cette malade ne présentait pas de mictions fréquentes, comme cela arrive si souvent dans la variété rétro-utérine, lorsque l'utérus vient comprimer la vessie.

Il existe une observation de Chassaignac que nous rapporterons plus loin (observation XXVIII) et qui est l'histoire d'une malade présentant une hématocèle pré-utérine. Malheureusement, il n'existe pas de symptômes de toucher et nous ne pouvons pas comparer avec les signes qu'il nous a été donné de constater chez la malade de notre ami Chauffard.

Il peut aussi se rencontrer à cette période un écoulement sanguin par la vulve, écoulement ordinairement faible et continu. Cette perte ne nous paraît pas un signe spécial d'hématocèle parce qu'elle manque dans un grand nombre d'observations et qu'elle peut exister dans d'autres affections, en particulier dans les rétentions menstruelles. Cette métrorrhagie, ordinairement continue, prendra une intensité plus grande aux époques menstruelles.

Tels sont les signes appartenant à l'hématocèle, au moment où la tumeur sanguine vient de se constituer.

La *mort* peut survenir peu après la formation de l'hématocèle, mais elle est rare à ce moment. L'observation de Fleuriot (observation V) est un exemple de cette terminaison funeste rapide : une observation de M. Dumontpallier rapporte l'histoire d'une malade qui mourut 17 jours après la formation de l'enkystement.

Les symptômes présentés par la malade de Fleuriot nous font penser que c'est à l'action retardée du cataclysme sanguin, à l'abondance de l'hémorrhagie interne que la mort fut due, plutôt qu'à l'intensité de la péritonite. Les lésions rapportées à l'autopsie ne parlent que des adhérences formant l'enkystement de la tumeur, et ne permettent pas de dire que c'est à une péritonite généralisée que la malade succomba. Cependant, les symptômes des derniers jours auraient pu faire penser à cette complication.

Dans le plus grand nombre des cas, les choses se passent autrement : quelques jours après l'apparition de la tumeur, les douleurs abdominales diminuent, les vomissements ou les nausées disparaissent, et les malades éprouvent un bien-être relatif. Les symptômes généraux fébriles s'atténuent parallèlement, et les malades recommencent à se nourrir un peu.

Du côté de la tumeur, il y a peu de changements ; cependant elle a une tendance à diminuer légèrement de volume d'une façon lente, mais progressive.

Cette période d'accalmie relative dure ordinairement jusqu'à l'époque menstruelle suivante, où surviendra une recrudescence. Au moment de cette recrudescence, le tableau clinique sera différent suivant que l'hématocèle va se terminer par une résorption rapide ou par le passage à l'état chronique.

C'est presque toujours dans le cas d'hématocèle passée à l'état chronique que l'on voit survenir la mort par rupture du kyste, ou que le kyste sanguin se fait jour dans un organe voisin ; nous étudierons donc successivement les terminaisons suivantes :

A. Terminaison par résorption rapide ;

B. Terminaison par passage à l'état chronique ;

C. Terminaison par rupture ;

D. Terminaison par ouverture spontanée ;

E. Enfin nous dirons ce qui se passe ordinairement après l'intervention chirurgicale (ponction ou incision).

On comprendra que ces divisions sont un peu artificielles ; mais elles permettent de mettre un peu d'ordre dans le sujet ; il y aura en effet des cas qui, sans se résorber très rapidement, ne dureront pas bien longtemps et ne mériteront pas d'être regardés comme passés à l'état chronique : ils serviront de transition entre ces deux terminaisons. En outre, la terminaison par ouverture spontanée pourra avoir lieu malgré l'intervention chirurgicale comme cela a eu lieu dans l'observation de Malgaigne (1).

____

(1) Thèse de Viguès, obs. II.

A. *Terminaison par résorption rapide.* — L'époque menstruelle ne présente qu'une aggravation légère : quelques vomissements, quelquefois des nausées seulement, quelques douleurs abdominales reparaissent et la tumeur augmente légèrement de volume. Les règles peuvent apparaître et si elles surviennent dans leurs conditions ordinaires, la résorption sera plus rapide ; si la malade a perdu un peu de sang depuis le début de l'hématocèle, cette perte s'accroît à l'époque menstruelle.

Après la fin des règles, la tumeur présente des changements notables et importants à apprécier : elle recommence à diminuer du côté de l'abdomen et même du côté du vagin ; la palpation, devenue facile à cause de la grande diminution des douleurs abdominales, permet d'apprécier une consistance nouvelle, plus marquée, de la tumeur, qui, de fluctuante ou de molle qu'elle était auparavant, est devenue plus dense par place, tandis qu'elle est restée fluctuante dans certains points. Le toucher vaginal donne des symptômes analogues : des points indurés contrastent avec des points fluctuants ou demi-fluctuants.

Pendant tout le mois, la tumeur continue à diminuer et à diminuer d'une façon très appréciable, de sorte qu'au moment de la deuxième époque menstruelle elle dépassera très peu le pubis. En même temps sa transformation aura subi une marche analogue, elle deviendra progressivement plus dure ; les points encore semi-fluctuants se seront eux aussi transformés.

Les symptômes de compression du côté du rectum comme du côté de la vessie se seront de même amendés.

Au moment de la deuxième époque menstruelle, les règles reviendront et avec elles une nouvelle recrudescence, mais très atténuée, qui sera suivie d'une nouvelle diminution, cette fois plus rapide, des symptômes fonctionnels et des signes de la tumeur : celle-ci est complètement indurée et énormément diminuée.

A la troisième époque menstruelle, il est possible que tout soit rentré en ordre, sauf une légère induration placée en arrière du col de l'utérus, faisant une petite saillie dans le cul-de-sac postérieur du vagin et légèrement douloureuse à la pression du doigt.

Les forces de la malade ont suivi une marche opposée et sont progressivement revenues à mesure que les symptômes abdominaux perdaient de leur intensité. Les digestions se faisant mieux, l'appétit étant meilleur, les malades se mettent à engraisser et lorsqu'on arrive à la troisième époque menstruelle depuis le début des accidents, la figure a repris bon aspect ; l'affection s'est heureusement terminée par une guérison rapide.

En outre des recrudescences signalées aux époques correspondant aux règles, nous avons observé (observations XXIII et XXV) des exacerbations analogues coïncidant avec l'époque du début de l'hématocèle ; époque souvent en rapport avec la moitié de la période menstruelle ; ces exacerbations se rencontrent aussi dans les cas passés à l'état chronique.

Lorsque l'on revoit les malades longtemps après la guérison, on peut quelquefois retrouver un noyau d'induration. M. Letenneur (1) a eu l'occasion d'examiner une de ses clientes deux ans après la guérison de son hématocèle et a encore trouvé ce noyau d'induration. M. Courty (2) a pu faire la même constatation dans deux cas analogues.

(1) *Letenneur*. Journal de la Société de médecine de la Loire-Inférieure, 1858, p. 19.

(2) *Courty*. Traité pratique des maladies de l'utérus, 2e édit., 1872, p. 1048.

B. *Terminaison par passage à l'état chronique.* — La marche de l'affection est dans ce cas analogue à ce que nous venons de décrire dans le paragraphe précédent, sauf que l'amélioration se fait beaucoup plus lentement, qu'il faut 4, 5, 6, 7 et 8 mois, pour arriver à la résorption ; la tumeur présente des diminutions bien moins considérables à chaque époque menstruelle et l'affection étant plus longue, les malades s'épuisent davantage et ont bien moins de forces pour se remonter. Elles sont en outre plus exposées aux terminaisons par rupture et par ouverture spontanées que nous verrons plus loin.

Ordinairement ce passage à l'état chronique coïncide avec de l'aménorrhée pendant l'hématocèle et ce n'est que lorsque les règles reparaissent, vers la 3ᵉ, 4ᵉ, 5ᵉ époques menstruelles ou même plus tard, que l'amélioration commence à marcher rapidement.

Deux des malades que nous avons observées (observations XXIII et XXV) ont présenté, en outre des modifications de la tumeur hypogastrique et vaginale analogues à celles que nous avons décrites dans le paragraphe précédent, une transformation particulière de la tumeur vaginale. Chez toutes les deux, au moment où la résorption commença à se faire rapidement, la tumeur vaginale se divisa en deux ou trois portions distinctes par des sillons assez marqués, comme si la tumeur sanguine se cloisonnait. Nos deux malades étaient atteintes d'hématocèles consécutives à des pelvi-péritonites et nous ne pouvons décider si cet état particulier se rencontre dans toutes les variétés d'hématocèles ou seulement dans celle-là.

Chez une de nos malade (observation XXV), les règles sont revenues non à leur date habituelle, mais à mi-époque ;

elles se sont continuées depuis à cette nouvelle époque.

Il survient quelquefois, pendant le cours d'une hémato-cèle passée à l'état chronique, une inflammation particu-lière du coté du rectum, caractérisée par des selles fré-quentes, petites et douloureuses, par du ténesme rectal assez vif et par des coliques abdominales. Cet état a une res-semblance grossière avec la dysenterie et a même été appelé ainsi par certains auteurs. Il y a cependant une différence notable dans l'aspect et la nature des selles et cette inflammation spéciale, causée par le voisinage de la tumeur, n'a même aucun rapport intime avec la dysenterie.

On a donné à cet état un nom que nous croyons devoir conserver, c'est celui *d'entérite glaireuse*. La malade qui fait le sujet de notre observation XXIII a présenté ces symptômes à plusieurs reprises. La première fois elle rendit d'abord par le fondement, après des douleurs abdominales et anales assez violentes, une petite masse glaireuse, transparente et incolore mêlée à un peu de sang ; comme elle avait rendu en même temps une certaine quan-tité d'urine, tout se trouva mélangé dans le bassin. Ce mélange mis dans un verre à expérience présentait trois couches superposées : au fond se trouvait un magma gra-nuleux rougeâtre ; à la partie moyenne un liquide de la couleur des urines, et il surnageait une matière gélatineuse, transparente. Quelques instants après, la malade rendait après un petit effort une petite quantité de cette matière transparente, qui se retrouva sur le drap.

M. Méhu, à qui nous avons porté ces matières à analyser, a trouvé que la partie rougeâtre, qui occupait le fond du vase était constituée par des éléments sanguins récem-ment sortis des vaisseaux ; que la partie liquide la plus abondante formant la zone moyenne était de l'urine et que la portion qui surnageait, ainsi que ce que nous avions recueilli sur le drap, é'ait constitué par du mucus intestinal pur.

L'émission de ces matières continua quelques jours, puis se renouvela plusieurs fois pendant le reste de la maladie. Il nous a semblé que chez cette malade cette inflammation coïncidait avec les périodes de diminution des tumeurs hypogastriques (1). Nous retrouverons cette entérite glaireuse en parlant de l'ouverture spontanée de l'hématocèle dans l'intestin.

Les malades atteintes d'hématocèle passée à l'état **chronique** peuvent guérir sans complications, mais, comme nous l'avons déjà dit, elles sont plus fatiguées et plus longues à se remettre.

Elles peuvent présenter les terminaisons par ouverture spontanée et alors mourir ou guérir suivant les circonstances comme nous le verrons plus loin.

Elles peuvent mourir par la rupture intra-péritonéale du kyste sanguin.

Le pronostic doit donc être réservé lorsque l'on voit chez une malade atteinte d'hématocèle que la 2ᵉ et la 3ᵉ époques se passent sans amener d'amélioration notable, c'est-à-dire lorsqu'elle passe à l'état chronique.

C. *Terminaison par rupture.* — Le plus souvent au moment d'une époque menstruelle, et d'une époque menstruelle peu éloignée du début de l'hématocèle, surviennent des signes indiquant la tension extrême de la tumeur sanguine qui menace de se rompre dans le péritoine. Il serait utile de bien connaître les symptômes qui annoncent la possi-

(1) Voir aussi obs. XIII.

bilité de cette rupture, parce que par une ponction de la tumeur on peut espérer éviter cette complication, qui est toujours mortelle.

L'accroissement rapide, continu de la tumeur, une sorte de tension plus considérable de sa portion vaginale nous paraissent être les seuls symptômes qui puissent faire penser à la possibilité d'une rupture. Dans notre observation XXV, en cinq jours une tumeur à peine appréciable au-dessus du pubis, prend le développement d'un utérus de quatre mois; cet accroissement rapide et progressif décida notre maître M. Bernutz à ponctionner la tumeur par le vagin.

La rupture peut cependant avoir lieu malgré la ponction, comme celà a eu lieu dans le cas observé par Silvestre (1).

Quoi qu'il en soit, la rupture sera toujours annoncée par des douleurs subites, analogues à celles qui ont accompagnées le début des hémorrhagie par rupture, et par tous les signes de la péritonite par perforation. Les malades ont un faciès très altéré, les traits sont tirés, les yeux excavés, le nez effilé ; le ballonnement de l'abdomen est général ; les vomissements sont répétés, incoercibles, constitués par des matières porracées, les douleurs abdominales très intenses rendent le palper impossible, la fièvre est très vive, le pouls fréquent, petit, serré, irrégulier, abdominal suivant l'expression consacrée. La mort survient rapidement après le début des accidents, le plus souvent dans une sorte de collapsus, avec refroidissement et sueurs profuses.

D. *Terminaison par ouverture spontanée.* — L'ouverture spontanée du kyste sanguin se fait le plus souvent dans l'intestin, assez souvent dans le vagin et quelquefois par

(1) *Silvestre.* Observation dans la thèse de A. Voisin, p. 98 et suiv.

ces deux voies à la fois. Elle pourrait peut-être se faire dans la vessie, surtout dans les hématocèles anté-utérines ; mais nous ne croyons pas qu'on en ait jamais signalé un seul exemple.

Les ouvertures spontanées de l'hématocèle ne se font en général qu'à une période assez éloignée du début de cette affection, lorsque le sang épanché a déjà subi un commencement de résorption.

Les jours qui précèdent l'ouverture spontanée de la tumeur sanguine, il se fait des changements dans sa consistance, dans les symptômes de voisinage et dans les symptômes généraux.

La tumeur qui s'était indurée, ou qui au moins présentait des points fluctuants et des parties plus consistantes, recommence à grossir et à perdre sa consistance. Le doigt introduit dans le vagin perçoit une chaleur plus grande et une semi-fluctuation ; on peut aussi trouver quelques battements au niveau de la tumeur.

La fièvre, qui avait disparu, renaît et la malade présente de petits frissons vespéraux et de la transpiration nocturne.

L'augmentation de volume de la tumeur, fait reparaître quelques symptômes de compression du côté de la vessie et du rectum ; l'entérite glaireuse, que nous avons décrite plus haut, apparaît et précède de plusieurs jours l'ouverture de l'hématocèle dans l'intestin.

A l'époque où l'on ponctionnait communément les hématocèles, la ponction ne suffisait pas toujours pour empêcher l'ouverture spontanée et, dans une des observations de la thèse de Viguès (1), on voit qu'une malade fut ponctionnée le 1er mai, que l'ouverture fut agrandie par le bistouri de

(1) *Viguès.* Loc. cit. Obs. I, p. 7 et suiv.

façon à évacuer pas mal de sang et que treize jours après,
le 13 mai, après quelques symptômes d'inflammation de la
tumeur et des selles fréquentes, liquides et jaunâtres, il
s'écoula par le rectum une grande quantité de sang noir.

L'ouverture par le vagin est la plus favorable ; après les
symptômes d'acuité que nous avons décrits, il se fait par
le vagin une évacuation de sang noir, liquide, poisseux ;
puis ensuite de caillots désagrégés : cet écoulement dure
ordinairement plusieurs jours et procure un soulagement
aux malades, un amendement dans leur état général.

En même temps, il se produit un affaissement notable
de la tumeur abdominale, affaissement qui se continue les
jours suivants et est en rapport avec l'abondance de l'écoulement.

Si on touche les malades pendant l'écoulement sanguin,
on peut sentir avec le doigt l'orifice par où vient le sang ;
cet orifice se trouvait au sommet d'une petite saillie très
facilement appréciable chez une de nos malades (observation XXV).

Si les malades doivent guérir, la tumeur se vide peu à
peu, l'écoulement devient plus rare et finit par cesser complètement ; les forces reviennent peu à peu.

D'autres fois, au contraire, après cette amélioration momentanée, il y a une nouvelle recrudescence caractérisée du côté de l'abdomen par une tension de la tumeur,
qui redevient plus volumineuse, par la tranformation de
l'écoulement, qui est sanieux, fétide ; par l'apparition
d'une fièvre hectique et la malade peut mourir ; mais, nous
le répétons, la mort est très rare à la suite de l'ouverture
par le vagin.

L'ouverture dans l'intestin est précédée, comme nous
l'avons vu, par des signes d'inflammation du côté de la
tumeur et par l'entérite glaireuse ; puis, il survient des

selles abondantes, d'une odeur fétide, formées d'abord par un mélange de matières et de sang poisseux, noirâtre ; puis par du sang et des caillots. Lorsque l'ouverture a lieu dans une partie élevée de l'intestin, la poche se vide mal, s'affaisse peu : il y a beaucoup de chance pour que les matières et les gaz passent de l'intestin dans la cavité kystique, qui s'enflamme et les malades meurent par résorption putride, avec des paroxysmes fébriles, des sueurs continuelles et une diarrhée colliquative abondante. Lorsque l'ouverture a lieu dans le rectum, à la partie déclive du kyste, la guérison peut avoir lieu après l'évacuation du sang contenu dans la poche et même après la suppuration de celle-ci.

L'ouverture peut avoir lieu en même temps *par le vagin et le rectum* ; l'écoulement du sang a lieu alors par les deux orifices, soit à peu près en même temps si les ouvertures ont concordé, soit à des époques différentes si ces ouvertures ont eu lieu l'une après l'autre.

Dans ces cas, la résorption putride peut aussi amener la mort ; les deux ouvertures expliquent la possibilité du passage des matières intestinales d'abord dans la poche, puis par l'intermédiaire de celle-ci dans le vagin.

Si la guérison devait survenir, elle n'arriverait qu'après de longs accidents et la convalescence serait longue et périlleuse pour une malade affaiblie par la suppuration.

L'ouverture par la vessie, n'a pas été signalée, croyons-nous ; mais elle nous paraît possible.

E. *Terminaison à la suite d'une intervention chirurgicale.* — Enfin, la tumeur a pu être ponctionnée par le vagin et nous verrons au chapitre du traitement les modifications qui se sont succédé dans l'opinion des auteurs touchant l'opportunité d'une intervention.

Après la ponction, il y a une détente dans l'état de la

malade et les choses se passent sensiblement comme dans le cas d'une ouverture spontanée par le vagin ; nous ne nous étendrons donc pas sur les suites ordinaires de la ponction ; nous signalerons seulement quelques particularités ; ainsi la ponction peut ne pas empêcher une ouverture spontanée par l'instestin ; elle est très souvent suivie de l'inflammation et de la suppuration de la poche. Enfin nous verrons que dans l'observation XXV, où il s'agissait, ce qui est le cas le plus fréquent, d'une hématocèle, consécutive à une pelvi-péritonite subaiguë, il se produisit pendant la ponction une nouvelle hémorrhagie dans la poche par les vaisseaux des fausses membranes, hémorrhagie qui fut assez violente pour remplir à nouveau la poche vidée et pour mettre la malade en danger de mort par son abondance.

Nous venons de voir, en résumé, que la guérison peut survenir par résorption rapide, par le passage à l'état chronique et après l'ouverture spontanée ou artificielle de l'hématocèle, que la mort est consécutive à une rupture dans la cavité abdominale, déterminant une péritonite suraiguë et à l'ouverture spontanée ou artificielle de l'hématocèle soit par l'inflammation du kyste, soit par résorption putride.

FORME CHRONIQUE D'EMBLÉE.

M. Poncet, (1) dans la symptomatologie, dit que quelquefois les symptômes qui caractérisent l'état aigu font défaut ou sont peu appréciables et qu'alors la maladie est chronique d'emblée.

(1) *Poncet.* Loc. cit., p. 100.

Nous avons observé un cas très intéressant pouvant rentrer dans cette forme (observ. XXIV). La malade a présenté une tumeur abdominale, ayant tous les signes physiques ordinaires des hématocèles, que nous n'énumérerons pas ici, parce que nous nous sommes déjà assez étendu sur ce sujet en décrivant la *forme commune*. La différence entre cette forme et la précédente consisterait donc seulement en l'absence presque complète de symptômes généraux et dans l'indolence presque absolue. Ainsi, notre malade a continué à vaquer à ses occupations, a pu accomplir un déménagement et faire des courses à pied et en voiture sans souffrir beaucoup, se contentant de se coucher de temps à autre quelques heures, lorsque les fatigues de sa vie avaient causé quelques douleurs. Quelle différence avec les malades atteintes d'hématocèles de *forme commune*, qui restent dans un décubitus complet, évitant les plus petits mouvements au début de l'affection et pendant les exacerbations menstruelles, à cause des douleurs dans certains cas intolérables qu'ils déterminent. Si M. Bernutz n'avait pas assisté au début des accidents de cette malade, s'il ne l'avait pas touchée quelques jours avant l'apparition de son hématocèle, il aurait peut-être pu, malgré sa haute compétence, faire une erreur de diagnostic. On comprend que dans ces cas, malgré les affirmations des malades, qui disent que la tumeur est survenue tout à coup, on puisse croire, si elle est fluctuante, à un kyste de l'ovaire, si elle est devenue dure à une tumeur fibreuse. Le médecin de la ville, qui avait soigné antérieurement la malade de notre observation, a bien fait cette erreur de diagnostic, lorsqu'elle est retournée le voir, et cependant il connaissait le début des accidents, puisqu'il l'avait opérée d'un polype un mois avant l'apparition de l'hématocèle.

M. Jousset.   5

Nous pensons que la malade dont parle Nélaton (1) peut être rangée dans cette forme. Il raconte qu'en 1849, il entra dans son service, à Saint-Antoine, une jeune femme, pâle, anémique, portant une tumeur volumineuse du petit bassin ; cette tumeur, qui était immobile, donnait une sensation de fluctuation peu nette. Nélaton croyait à un cancer encéphaloïde et fit dans le doute une ponction exploratrice qui laissa couler un verre de sang noirâtre. La malade finit par guérir.

Nous nous bornerons à indiquer cette forme chronique d'emblée, le peu d'observations qui existent ne nous permettant pas d'en donner une description plus complète.

CHAPITRE III.

Symptômes particuliers aux affections ayant amené l'hématocèle. — Diagnostic de la variété.

Il faut d'abord reconnaître que, s'il est des cas où ce diagnostic est facile, parce que le médecin a assisté au début des accidents et a vu se dérouler sous ses yeux tout le tableau morbide, il est souvent très difficile, et il peut même être impossible de dire à quelle variété d'hématocèle on a affaire.

Ce diagnostic est, en effet, rendu très difficile lorsque le médecin est appelé longtemps après le début des accidents, ou lorsqu'il a affaire à une malade peu intelligente et ne

(1) *Nélaton.* Pathologie chirurgicale, t. V, p. 710. Paris, 1859.

pouvant donner que des renseignements vagues et insuffisants sur ses antécédents.

Nous allons essayer de présenter les bases de ce diagnostic en traitant l'hématocèle comme un symptôme, en faisant sa séméiologie.

Ce chapitre, dans lequel nous essaierons de présenter le diagnostic étiologique de l'hématocèle, nous permettra de ne pas faire un chapitre spécial d'étiologie ; l'hématocèle n'étant pas une maladie n'a pas de causes spéciales, particulières, en dehors des maladies dont elle est un accident. A propos de chaque variété, nous dirons, autant que possible, dans quelles circonstances, sous quelle influence la tumeur sanguine se développe.

Les signes qui nous permettrons d'appuyer notre diagnostic proviennent pour la plus grande partie des travaux de notre maître, M. le Dr Bernutz, et c'est en résumant les mémoires qui composent le premier volume de ses leçons de clinique sur les maladies des femmes, et son mémoire publié dans les Archives de tocologie, que nous avons puisé presque tous les renseignements qui nous permettent de tenter cette étude.

Comme nous l'avons déjà maintes fois fait remarquer, l'hématocèle n'étant qu'une affection dépendant d'un état antérieur, elle est toujours précédée par des symptômes appartenant à cet état; c'est donc par la connaissance de ces symptômes que l'on pourra parvenir au diagnostic de la variété.

Lorsqu'on se trouvera en présence d'une femme présentant les signes classiques de l'hématocèle constituée, la première chose à rechercher sera de savoir si l'apparition de la tumeur sanguine a été précédée de symptômes d'hémorrhagie interne, survenus rapidement soit dans l'état de santé absolu, soit après quelques symptômes vagues ;

ou bien s'il y avait antérieurement des signes évidents de maladies durant depuis un temps plus ou moins long.

Nous étudierons successivement les deux cas ; d'où deux classes bien distinctes d'hématocèles.

I. Hématocèle précédée de symptômes d'hémorrhagie interne survenue brusquement, ayant eu un début dramatique (Bernutz) ;

II. Hématocèle précédée de symptômes ayant eu une évolution plus ou moins longue ; à début lent.

I

Hématocéle à début dramatique.

Ce sont certainement les plus rares ; mais ce sont surtout celles-là qui ont servi aux descriptions jusqu'à aujourd'hui classiques.

Ce début spécial étant constaté, nous devrons interroger la santé antérieure et nous trouverons alors que trois alternatives peuvent se présenter.

A. Le début brusque des accidents est survenu en pleine santé.

B. Ce début brusque est survenu après des signes de grossesse extra-utérine plus ou moins marqués ;

C. Ce début brusque est consécutif à une métrorrhagie.

Quoi qu'il en soit, les accidents qui ont existé entre les signes d'hémorrhagie et la présence de la tumeur sanguine (hématocèle) ont toujours une marche identique et ne diffèrent entre eux que par leur intensité.

Quoique nous n'ayons pas à décrire ici les hémorrhagies internes intra-péritonéales, nous nous croyons obligé de donner un résumé de leurs symptômes.

1º *Période d'hémorrhagie interne.* — Tout à coup, à la suite d'un effort ou même sans aucune cause appréciable, la femme est prise d'une douleur aiguë dans le bas-ventre, douleur vive, pouvant aller jusqu'à la syncope ; cette douleur, quelquefois précédée d'une sensation de déchirement dans les reins ou le ventre, s'étend rapidement à toute la région hypogastrique et est exagérée par la moindre pression.

En même temps, existent tous les signes d'une hémorrhagie intense : frissonnements, éblouissements, bourdonnements d'oreille, vertiges, tendance aux syncopes et pâleur de la face.

Il y a aussi une agitation très grande, empêchant la malade de se tenir en repos.

2º *Période de péritonite.* — Le ventre se ballonne rapidement ; les symptômes de réaction générale surviennent : fièvre intense, nausées et vomissements. Les vomissements qui peuvent être alimentaires au début sont rapidement bilieux et porracés. Le faciès se grippe, tout en conservant la pâleur du début. La fièvre est vive, d'où un contraste entre la chaleur et la paleur de la face. Le pouls est fréquent, petit, serré, abdominal.

Si on touche la malade dans ce moment, le sang ne se trouvant pas encore enkysté est libre dans la cavité abdominale. Notre maître, M. le Dr Bernutz (1), fut appelé il y a deux ans par M. le professeur Hayem pour examiner une malade de son service qui avait présenté tous les signes d'une grossesse extra-utérine, pendant le cours de laquelle étaient survenus des symptômes d'hémorrhagie interne et de péritonite. Le toucher ne donnait absolument aucun

(1) Communication orale.

signe : les culs-de-sac du vagin étaient complètement libres. La malade mourut, et, avant l'ouverture de l'abdomen, M. Bernutz pratiqua encore le toucher qui fut néga-
tif ; à l'autopsie, le ventre fut cependant trouvé rempli de
sang très abondant, qui occupait tout le petit bassin et par
conséquent les culs-de-sac péritonéaux, mais qui fuyait
sous le doigt pratiquant le toucher et ne pouvait ainsi être
constaté.

Ce n'est donc qu'après une durée de quelques jours de
cette période de péritonite que les signes de tumeur abdominale et pelvienne deviennent constatables, lorsque l'hématocèle est constituée par l'enkystement. Dans l'observation de Fleuriot (obs. V), la tumeur fut perçue le 3ᵉ jour,
ce qui est très rapide, et ce n'est pas la règle générale puisque
à l'autopsie de la malade de Littre (1), qui mourut trois
jours après le début de l'hémorrhagie, il n'y avait pas trace
d'enkystement.

Dans un certain nombre d'hématocèles ayant le début
brusque et dramatique, surtout dans celles qui surviennent
dans le cours d'une métrorrhagie, les symptômes de péritonite et même ceux d'hémorrhagie interne sont moins
accusés : ces cas servent de trait d'union avec les hématocèles de la seconde classe, qui ont un début lent.

Lorsqu'on a reconnu, en trouvant dans les commémora-
tifs les symptômes précédents, ou en assistant aux accidents, qu'on est en présence d'une hématocèle à début
brusque, il est nécessaire de pousser le diagnostic plus
loin et alors, par l'interrogatoire, on devra chercher à
établir, comme nous l'avons dit plus haut, si ce début brusque est survenu pendant un état de santé absolument bon, ou
bien si la malade présentait antérieurement à ces accidents

____

(1) *Littré.* Loc. cit. V. p. 30.

des signes de grossesse extra-utérine ; enfin s'il existait une métrorrhagie : d'où, trois cas différents à examiner et à étudier pour arriver à éclairer ce diagnostic.

A. *Le début brusque des accidents est survenu en pleine santé.* — Nous nous trouvons alors certainement en présence de quatre alternatives ; l'hémorrhagie qui a été le point de l'hématocèle provenait :

a) D'une rupture des veines utéro-ovariennes ;

b) D'une rupture de l'ovaire ;

c) D'une rupture de la trompe en l'état de vacuité ;

d) D'une exhalaison sanguine aiguë du péritoine.

Nous allons successivement reprendre ces quatre variétés en donnant les signes avec lesquels on pourra ébaucher un diagnostic précis.

a) *Rupture des veines utéro-ovariennes.* — Il n'existe à notre connaissance, à l'heure actuelle, que deux observations pouvant être rapportées à cette variété : l'une (1), qui a été rapportée avec une certaine réserve par notre maître le Dr Bernutz, en paraît cependant un exemple ; l'autre, de Saexinger, citée par M. Poncet, dont nous avons donné l'indication bibliographique, n'a pu nous être fournie.

Dans le cas de M. Bernutz, il s'agissait d'une jeune femme ayant eu trois grossesses antérieures ; après la troisième, elle avait présenté un ulcère du col ayant persisté plusieurs mois. En même temps, la malade avait des ménorrhagies durant huit ou quinze jours. Quinze jours après une époque menstruelle, elle éprouva une douleur vive dans le ventre sans métrorrhagie, accompagnée de

____

(1) *Bernutz* et *Goupil.* Loc. cit., p. 368 et suiv.

fièvre et de frissons, pendant deux jours. Après cet accident, la santé redevient bonne, l'époque menstruelle suivante dure huit jours comme d'habitude ; mais, quinze à dix-sept jours après, la malade, après une course en voiture, est prise de douleurs extrêmement violentes, de vomissements répétés, d'anxiété ; enfin, de tous les symptômes d'hémorrhagie interne et de péritonite. Quelques jours après, on pouvait constater les signes évidents d'une hématocèle rétro-utérine. Cette malade présentait en outre des varices du membre inférieur droit et de la grande lèvre droite.

M. Bernutz se basa sur la coexistence des varices, sur les grossesses antérieures assez nombreuses et sur le début des accidents en dehors des règles pour supposer la rupture d'une veine du plexus utéro-ovarien. Le début en dehors des règles, donné par M. Bernutz et Courty, comme coïncidant souvent avec une hématocèle par rupture, ne nous paraît pas aujourd'hui avoir tant d'importance ; nous l'avons retrouvé chez deux de nos malades qui avaient vraisemblablement des hématocèles consécutives à des pelvi-péritonites (obs. XXIII et XXV).

Mais si nous possédons peu d'observations d'hématocèles qu'on puisse rapporter à cette cause, il existe un certain nombre d'hémorrhagies cataclysmiques de cette nature (obs. I, et indications bibliographiques : chapitre Ier, page 26).

Le professeur Richet (1) rapporte deux cas de varices utéro-ovariennes : les deux malades présentaient au moment des règles une tumeur appréciable au toucher, tumeur située dans l'épaisseur du ligament large et paraissant-

______

(1) *Richet.* Traité d'anatomie médico-chirurgicale, 2e édit., p. 812, 1860.

sant semi-fluctuante. Cette tumeur disparaissait chez une de ces malades après l'époque par quelques jours de repos.

M. Devalz (1), élève de M. Richet, s'appuie sur ces deux faits pour conclure que les hématocèles sont produites soit par une rupture de ce plexus veineux, soit par une rupture de l'ovaire, amenée par la congestion produite par ces varices veineuses, qui gênent le libre retour du sang. Cette thèse, qui offre des considérations anatomiques intéressantes, ne contient pas d'observations.

Les varices du plexus utéro-ovarien peuvent donc se révéler par des signes particuliers de leur congestion, signes décrits par le professeur Richet, mais qui n'auront d'importance pour le diagnostic que nous voulons établir, que si le médecin, qui constate l'hématocèle, a soigné antérieurement la malade et en a eu connaissance ; ces varices peuvent occasionner des hémorrhagies, ordinairement mortelles par leur abondance, mais pouvant, dans de rares exceptions, s'enkyster.

Les symptômes qui pourront faire conclure en faveur de cette variété seront les nombreuses grossesses antérieures, et la présence de varices tant sur les membres inférieurs que sur les organes génitaux ; mais il sera impossible d'affirmer ce diagnostic d'une façon absolue et on n'y sera amené que par exclusion.

b) *Rupture de l'ovaire.* — On a rangé dans cette variété un grand nombre d'observations qui ne peuvent s'y rapporter, parce que, comme nous l'avons déjà dit plus haut (2), il faut autre chose que des cicatrices d'ovulation sur l'ovaire pour pouvoir affirmer que la rupture de l'ovaire peut

(1) *Devalz.* Du varicocèle ovarien et de son influence sur le développement de l'hématocèle rétro-utérine. Thèse de Paris, 1858.

(2) Voir pages 26 et suiv.

être le point de départ d'une hématocèle. Une simple ovulation, même d'un ovule fécondé (1), ne produit que 3 ou 4 grammes de sang (observation IX et X) et ne peut nous faire comprendre la formation d'une hématocèle, même si l'on fait entrer en ligne de compte la congestion de l'ovaire produite par les varices utéro-ovariennes (2), ou celle qu'admettait Laugier (3), « amenée quelquefois par des causes accidentelles, dont l'action s'exerce soit avant, soit pendant, soit peu de jours après les règles ».

Notre excellent maître, dans son mémoire sur les hématocèles (4), signale comme symptômes particuliers pouvant faire présumer une rupture de l'ovaire, le début des accidents en dehors de la période menstruelle, quoique ce signe se retrouve dans un grand nombre de variétés, et l'absence du flux sanguin par la vulve au moment des symptômes d'hémorrhagie interne ; ce dernier signe acquière de l'importance lorsque les époques précédentes ont eu lieu sans trouble de dysménorrhée.

Il croit en outre que les symptômes d'hémorrhagie interne qui ont commencé la scène morbide sont, dans ce cas, extrêmement marqués.

c) *Rupture de la trompe à l'état de vacuité.* — Nous ne croyons pas qu'il existe d'observations authentiques d'hématocèles consécutives à une hémorrhagie de cette variété.

La seule observation rapportée dans le mémoire de M. Bernutz est une observation de Pauli (5), dans laquelle

---

(1) *Gallard.* Loc. cit., p. 550 et 551.

(2) *Devalz.* Loc. cit.

(3) *Laugier.* Séance de l'Institut, 22 janvier 1855, in Comptes rendus des séances de l'Académie des sciences, t. XL, p. 458, fév. 1855.

(4) *Bernutz* et *Goupil.* Loc. cit.

(5) *Pauli.* Gazette des hôpitaux, p. 155, 1855.

il s'agit d'une hémorrhagie intra-abdominale produite par
une rupture de la trompe en l'état de vacuité ; mais l'hémorrhagie fut si abondante que la femme mourut vingt-
quatre heures après le début des accidents, sans qu'il y ait
eu hématocèle.

Dans ce cas, il y avait eu des signes très marqués d'hémorrhagie interne.

d) *Exhalaison sanguine aiguë péritonéale.* — Cette variété
d'hémorrhagie repose sur trois observations : deux de
Tardieu et une de Le Chaptois, que nous avons analysées
plus haut (1). Nous avons rapporté une observation qui peut
avoir rapport aux hémorrhagies de cette variété (observation XIX).

Mais ces quatre observations se rapportent, non à des
hématocèles, mais à des hémorrhagies cataclysmiques
intra-péritonéales, et elles manquent de symptômes spéciaux assez précis pour que nous puissions tracer les éléments du diagnostic de cette variété.

Nous avons placé cette variété avec les hématocèles par
rupture d'une façon tout à fait arbitraire, parce que nous
supposons que, si une exhalaison sanguine était moindre,
elle pourrait former une hématocèle et que les signes de
début surviendraient pendant l'état de bonne santé.

Des quelques pages que nous avons consacrées à l'étude
des hématocèles par rupture, il résulte qu'il sera ordinairement possible de dire que l'hémorrhagie, qui a donné
lieu à la tumeur sanguine, provenait d'une rupture lorsque
le *début des accidents aura eu lieu brusquement pendant
l'état de santé*, qu'il aura été accompagné des *signes d'hé-*

(1) Voir page 38.

morrhagie interne, puis *de péritonite*, enfin de ceux qui caractérisent la tumeur enkystée.

Mais il en résulte aussi que, ce premier diagnostic acquis, il sera très difficile, pour ne pas dire impossible, de se prononcer sur la nature de la rupture et que l'on ne pourra émettre sur ce point que des hypothèses plus ou moins vraisemblables.

B. — *Le début brusque est consécutif à des symptômes de grossesse extra-utérine.* — Les grossesses extra-utérines peuvent être le point de départ d'hémorrhagies intra-péritonéales, bien étudiées par Goupil (1). Ces hémorrhagies, qui proviennent du plexus veineux utéro-ovarien, de l'ovaire, de la trompe et du kyste fœtal lui-même, peuvent-elles donner lieu à une hématocèle ? Nous croyons que cette lésion sera rare à cause de l'abondance de l'épanchement sanguin qui amènera rapidement la mort.

Cependant trois observations que nous reproduisons (observations V, VI et XII), sont des exemples de cette variété d'hématocèle ; elles se sont terminées toutes trois par la mort après des accidents plus ou moins longs.

Les malades, atteintes d'hématocèles de cette variété, présentent pendant quelques semaines les signes habituels des grossesses extra-utérines (développement des seins, symptômes nerveux habituels aux grossesses, troubles des digestions, nausées, vomissements, etc.); puis, au bout de quelques mois ou de quelques semaines, les malades sont prises d'une douleur abdominale tres violente et de tout le cortège symptomatique des hémorrhagies par rupture ; enfin quelques jours après ces accidents, on pourra constater l'existence de l'hématocèle.

(1) *Bernutz* et *Goupil.* Loc. cit., 3ᵉ mémoire

Etant donné la marche des accidents, nous ne comprenons pas comment M. Gallard (1) a pu penser que l'hématocèle et la ponte d'un ovule fécondé soient tellement semblables qu'il ne peut être fait de diagnostic différentiel ; nous croyons que la grossesse extra-utérine ne peut être le point de départ d'une hématocèle au moment de la ponte, mais seulement après un certain développement ; nous citerons en faveur de cette opinion les trois observations indiquées ci-dessus et en particulier celle de M. Gallard, dans laquelle on a trouvé à l'autopsie un fœtus de 10 à 12 centimètres de long.

Goupil décrit une autre variété d'hémorrhagie intra-péritonéale amenée par la grossesse extra-utérine, c'est une hémorrhagie se produisant par décollement du placenta dans le kyste fœtal lui-même et venant former ainsi une tumeur très analogue avec l'hématocèle, dont elle diffère parce que l'enkystement du sang préexistait à l'hémorrhagie et qu'il est le fait du kyste fœtal lui-même et non d'une péritonite.

Pouvons-nous faire de cette variété particulière une forme anatomique spéciale de l'hématocèle ? ou devons-nous l'étudier seulement au diagnostic ? C'est à cette dernière manière d'entendre la question que nous nous rattachons et nous verrons plus loin s'il est possible de trouver des signes pour établir un diagnostic.

Du reste, ce kyste fœtal, distendu par des hémorrhagies, qui l'ont transformé en tumeur sanguine, pourra arriver à se rompre et devenir le point de départ d'une hémorrhagie cataclysmique pouvant amener la mort très rapidement.

En outre des symptômes vagues de grossesse utérine que nous avons relevé dans les antécédents des malades of-

(1) *Gallard*. Loc. cit., p. 701.

frant cette variété d'hématocèle (par rupture de grossesse extra-utérine), il existera au toucher quelques signes pouvant confirmer notre diagnostic.

L'observation de Fleuriot (observation V) nous apprend qu'au toucher le col de l'utérus laissait pénétrer l'extrémité du doigt de l'explorateur ; mais l'observation est muette sur l'état de consistance du col ; celle de M. Gallard (observation VI) nous dit que le col était volumineux et mou.

Si donc on trouvait dans son examen, en même temps que les signes vulgaires de l'hématocèle, des modifications analogues du côté du col utérin, il faudrait interroger avec soin la malade pour tâcher d'arriver à reconnaître des signes antérieurs de grossesse extra-utérine.

C. *Le début brusque survient pendant une métrorrhagie.* — Lorsque les signes d'une hématocèle pelvienne surviendront à la suite de ceux d'une péritonite moins intense que dans les deux espèces précédentes, lorsque cette péritonite aura été elle-même précédée de symptômes d'hémorrhagie interne, ayant débuté brusquement, mais avec un cortège symptomatique atténué, pendant le cours d'une métrorrhagie, on aura affaire à une hématocèle produite par hémorrhagie tubaire ou par hémorrhagie utéro-tubaire avec reflux du sang de l'utérus dans la trompe et dans la péritoine.

Il faudra encore, pour que l'on soit certain que c'est bien à cette variété que l'on a affaire, qu'il n'existe pas, en même temps que la métrorrhagie, des symptômes plus importants (rétention menstruelle, pelvi-péritonite, grossesse extra-utérine) qui viendraient dominer la situation et qui mettraient sur la voie d'une autre source hémorrhagique que le reflux sanguin.

La métrorrhagie peut se suspendre au moment où l'hé-morrhagie interne a lieu, pour reparaître ensuite ; dans d'autres cas, elle diminue seulement pour reprendre ensuite son intensité première; enfin, elle peut persister sans aucune modification.

Il se peut que la métrorrhagie soit accompagnée de dysménorrhée, mais ces symptômes douloureux ne précèdent pas la métrorrhagie, comme nous le verrons plus loin en parlant de la rétention menstruelle.

Notre excellent maître M. Bernutz signale encore dans ses leçons de clinique, comme signes particuliers à cette variété d'hématocèle, une pâleur plus considérable, en rapport avec la métrorrhagie, dont la perte est persistante; une recrudescence moins marquée aux époques menstruelles suivantes et enfin dans quelques cas des vomissements incoercibles.

M. Bernutz insiste aussi sur le peu d'intensité des symptômes de début (péritonite) dans certaines observations d'hématocèles métrorrhagiques, qui, dit-il, pourait « faire « confondre les tumeurs sanguines rétro-utérines sym- « ptomatiques d'états cachectiques avec des tumeurs fibreu- « ses. » Dans quelques observations, en effet, les malades ont pu continuer pendant quelque temps leurs occupations.

Dans une observation (2), on a constaté les signes propres à la tumeur sanguine enkystée trente-six heures après le début des accidents.

Si nous rapprochons cette indolence relative et cette apparition rapide de la tumeur de ce qui s'est passé chez la malade qui fait le sujet de notre observation XXIV,

(1) *Bernutz* et *Goupil.* Loc. cit., p. 497 et 498.
(2) *Dito.* Loc. cit., obs. XVII, p. 488.

nous pensons qu'on a eu alors affaire à des cas analogues, c'est-à-dire à des hématocèles consécutives à
des pelvi-péritonites et ayant évolué suivant la forme chronique d'emblée. Seulement, à cette époque, les travaux
qui ont mis sur la voie de ce mode de production d'hématocèle n'existaient pas encore. M. Bernutz, du reste, a
publié dans son mémoire sur la pachy-péritonite hémorrhagique (1) l'observation que nous citions à la page précédente, en lui donnant ainsi sa véritable interprétation.

Nous pensons donc que l'on ne considérera comme hématocèles métrorrhagiques que celles qui débutent brusquement par des symptômes d'hémorrhagie interne et de
péritonite dans le cours d'une métrorrhagie, et lorsque la
tumeur caractéristique n'apparaîtra que quelques jours
après le début des accidents.

Nous avons désigné jusqu'ici les hématocèles de cette
variété par le nom d'*hématocèles métrorrhagiques* que leur
a donné M. Bernutz et non par celui d'*hématocèles catamé-
niales* qu'employait Trousseau (2), parce que le début des
accidents ne coïncide pas toujours avec une période menstruelle et que toutes les métrorrhagies, quelles qu'elles
soient, peuvent en être le point de départ (maladie hémorrhagipare, avortement, etc.).

Ce nom d'hématocèle métrorrhagique montre aussi la
relation qui existe entre l'hémorrhagie intra-péritonéale et
l'hémorrhagie intra-utérine, et fait comprendre que ces
deux hémorrhagies sont sous la dépendance d'une même
cause. Trousseau croyait au contraire que l'hématocèle

---

(1) *Bernutz.* Loc. cit., obs. V, p. 30.
(2) *Trousseau.* Gazette des hôpitaux, 27 et 29 juin 1858, pages 285 et
298.

cataméniale était une maladie ayant une existence propre, et comparable à la goutte et au rhumatisme (1).

Lorsqu'on aura ainsi constaté que l'on est en présence d'une hématocèle métrorrhagique, tout ne sera pas terminé et il faudra encore remonter à la cause de la métrorrhagie, cause qui a en réalité engendré l'hématocèle.

Nous pensons que toutes les causes de métrorrhagie peuvent devenir dans certaines circonstances le point de départ d'une hématocèle ; et comme il sera ordinairement facile de remonter à la cause de la métrorrhagie, nous ne nous arrêterons pas longtemps sur ce sujet. On a des observations d'hémorrhagies utérines ayant reflué dans les trompes, et d'hémorrhagies utéro-tubaires, pouvant devenir le point de départ d'une hémorrhagie intra-péritonéale et par conséquent d'une hématocèle, survenues dans le cours de la rougeole (2), de la scarlatine (3), de la variole (4), de l'ictère grave (5), d'un avortement (6) et de la chlorose (7). Ces observations démontrent la possibilité de la formation d'hématocèles dans ces cas ; elles démontrent aussi, comme nous l'avons vu à propos de l'anatomie pathologique, la possibilité du reflux de l'utérus dans la trompe et par l'intermédiaire de celle-ci dans la cavité péritonéale.

---

(1) *Trousseau.* Loc. cit., p. 286.

(2) *de Scanzoni.* Voir obs. XIV.

(3) *Hélie* (de Nantes). Voir obs. XV.

(4) *Laboulbène.* Voir obs. XVI.

(5) *Proust.* Voir obs. XVII.

(6) *West.* Métrorrhagie symptomatique d'un avortement persistant depuis douze semaines ; six semaines après l'avortement, constatation et ponction de l'hématocèle. Diseases of Women, p. 455, 2ᵉ édit. London. Churchill, 1858.

— *Barlow.* Voir obs. XVIII.

(7) *Heurtaux.* Voir obs. XIII.

II

Hématocèles à début lent.

Dans les hématocèles à début lent, l'apparition de la tumeur sanguine a été précédée de symptômes appartenant à deux ordres de faits bien différents.

A. Le début lent a été constitué par des symptômes de rétention menstruelle ;

B. Le début lent a été constitué par des symptômes de pelvi-péritonite.

A. *Le début lent est constitué par des symptômes de rétention menstruelle.* — Nous ne voulons pas décrire en détails les rétentions menstruelles, mais nous pensons cependant devoir rapporter les symptômes qui permettront de porter ce diagnostic, et par conséquent d'affirmer qu'une hématocèle, survenant consécutivement à ces symptômes, est bien produite par le passage dans la cavité péritonéale du sang menstruel accumulé dans l'utérus et les trompes.

Quand chez une femme, qui a déjà été réglée, les règles viennent à manquer, il peut survenir des symptômes particuliers du côté du bas-ventre, symptômes qui pourront apparaître dès la première aménorrhée, ou qui ne surviendront qu'à la deuxième ou à la troisième époque absente. Chez une femme non encore réglée, les mêmes signes pourront apparaître lorsqu'un obstacle mécanique d'une nature quelconque viendra s'opposer à la sortie des premières règles.

Dans ces conditions, la malade, au moment où les règles

devaient venir, se plaindra (1) de gêne dans la région hypogastrique, de douleurs intermittentes, douleurs d'expulsion, ayant ordinairement leur point de départ à la région
lombaire et analogues aux douleurs d'accouchement. Au
bout de trois ou quatre jours, ces douleurs diminueront,
puis disparaîtront complètement, pour revenir à l'époque
menstruelle prochaine, où elles auront ordinairement une
intensité plus grande.

L'utérus, dont le volume s'était développé légèrement à
la première époque douloureuse, se développe de nouveau
à cette deuxième époque menstruelle et d'une manière
plus sensible : il vient faire une saillie dure et douloureuse
au-dessus de la symphyse pubienne, saillie facilement
appréciable en combinant le palper et le toucher. Ce dernier mode d'exploration permet de reconnaître que le
col s'est rapproché de la vulve et qu'il est plus volumineux.

En même temps, les trompes commencent à participer
au développement des organes génitaux internes et viennent former deux tumeurs latérales à celle produite par
l'utérus ; ces tumeurs sont appréciables par le palper et le
toucher ; en produisant de petites secousses à leur niveau
par la main qui palpe, on perçoit une sorte de vibration
sur le doigt qui pratique le toucher.

Plus tard les symptômes douloureux ne disparaissent
plus complètement entre les époques ; ils diminuent seulement pour présenter des aggravations très notables aux
moments correspondants aux règles.

Le sang qui rempli l'utérus et les trompes dilatés peut

(1) Nous empruntons les symptômes des rétentions menstruelles au
remarquable Mémoire qui forme la première partie du premier volume
de clinique de MM. Bernutz et Goupil.

quelquefois se faire jour au travers du col et constitue une métrorrhagie légère et continue, analogue à l'incontinence d'urine par regorgement. C'est à cet état que J.-P. Frank (1), a donné le nom d'*amenorrhée distillante.*

Le sang peut aussi passer de la trompe dans la cavité péritonéale et devenir ainsi le point de départ de la variété qui nous occupe. Il peut passer dans le péritoine malgré la métrorrhagie lente et continue dont nous venons de parler, et alors ce seront les signes de rétention, qui ont précédé dans ce cas la métrorrhagie, qui pourront permettre de distinguer notre variété des hématocèles métrorrhagiques ordinaires, dont nous avons parlé plus haut (2).

Les symptômes, qui annonceront le passage du sang retenu dans les organes génitaux dans la cavité abdominale, seront ceux d'une péritonite d'intensité relativement modérée, survenant à un moment correspondant à une époque menstruelle. Quelques jours après, on pourra constater les signes spéciaux de la tumeur sanguine, signes communs à toutes les variétés.

L'hématocèle consécutive aux rétentions menstruelles présentera dans sa marche des exacerbations menstruelles bien marquées, mieux marquées que dans les autres variétés de cette affection.

Nous avons dit que le passage du sang dans la cavité abdominale était annoncé par des symptômes de péritonite et nous n'avons pas parlé de symptômes d'hémorrhagie interne, c'est que dans ce cas particulier il ne se fait pas à proprement parler une hémorrhagie interne, le sang qui reflue dans la cavité abdominale étant normalement des-

---

(1) *J.-P. Frank.* Traduction de Goudareau, t? V, pages 229, 234 et suivantes.

(2) Voir p. 79.

tiné à être excrété par l'écoulement des règles. Cette absence des signes de l'hémorrhagie interne est encore un des symptômes qui peuvent faire faire le diagnostic entre cette variété et les hématocèles par rupture.

B. *Le début lent est constitué par des symptômes de pelvi-péritonite.* — Nous arrivons maintenant à la variété qui nous paraît de beaucoup la plus fréquente (1).

Cette variété, indiquée par Ferber, Virchow et Drapier, plutôt au point de vue théorique, comme nous l'avons vu en faisant l'anatomie pathologique (2), a été depuis étudiée avec soin par M. Jules Besnier et notre maître M. le docteur Bernutz. Nous avons déjà expliqué comment la description purement anatomique des auteurs allemands ne se trouvait pas en rapport avec les faits et qu'ils avaient décrit une tumeur se développant lentement, anatomiquement constituée par des collections de sang peu abondantes, survenant entre les fausses membranes anciennes et ne présentant pas un développement rapide.

Il a fallu que M. Jules Besnier assistât à la transformation d'une pelvi-péritonite en hématocèle, transformation qui s'est faite devant lui en quelques heures (3), pour que l'attention des praticiens fut attirée vers ce mode de formation. M. Bernutz a depuis assisté plusieurs fois à cette transformation : ces faits, se passant chez des malades atteintes de pelvi-péritonites subaiguës, caractérisés par la transformation très rapide de ces pelvi-péritonites en

---

(1) Les quatre observations que nous avons été à même de prendre ont toutes été des hématocèles de cette variété. Obs. XXIII, XXIV, XXV et XXVII.

(2) Voir p. 39 et suiv.

(3) *Jules Besnier.* Loco citato. Obs. I.

hématocèles, ne concordent pas du tout avec la théorie de Virchow.

Une seule observation, celle de Ferber (observation XX), dans laquelle l'autopsie a démontré une tumeur anté et rétro-utérine de petit volume, constituée par une masse de petites hémorrhagies produites entre des lamelles péritonéales, pourrait faire admettre la forme anatomique décrite par les allemands ; malheureusement les symptômes qui pourraient donner une valeur à cette observation manquent et l'examen local n'a pas éte pratiqué.

Il ressort au contraire, comme nous le disions plus haut, des observations publiées dans le travail de M. Jules Besnier, de celles du mémoire de M. Bernutz, de celle de Cerné (1), que nous rapporterons, et de nos propres observations que c'est pendant l'existence d'une pelvi-péritonite subaiguë qne les signes de l'hématocèle se sont montrés tout à coup.

Cette variété sera donc assez facilement reconnaissable, si le médecin assiste à la transformation de la pelvi-péritonite en hématocèle.

En effet, une femme ayant présenté antérieurement une ou plusieurs pelvi-péritonites antérieures, est prise quinze jours, un mois, deux mois avant l'apparition de l'hématocèle, des symptômes classiques (observations XXIII et XXIV) d'une pelvi-péritonite subaiguë : frissons, fièvre vive, pouls petit, faciès grippé, nausées et vomissements, constipation et tumeur rétro-utérine dure, chaude, douloureuse, séparée de l'utérus par un sillon ; la périto-

(1) *Cerné*. Note sur un cas d'hématocèle rétro-utérine dans le cours d'une pelvi-péritonite subaiguë. Archives de tocologie, p. 385, juillet 1881.

nite suit, depuis ce jour, son cours normal, lorsque tout
à coup, à un moment correspondant ou non à une époque
menstruelle, il survient des douleurs hypogastriques vives
avec recrudescence des symptômes fébriles et des vomissements ; en même temps, le faciès grippé antérieurement devient pâle, et il peut y avoir des symptômes
d'hémorrhagie interne. Si on examine la malade, on
trouve des modifications très rapides de la tumeur, qui
augmente progressivement et en quelques heures, de façon
à venir rapidement occuper tout le bassin et faire saillie
au-dessus.

Chez la malade qui fait le sujet de notre observation XXIII, nous avons constaté par le toucher l'accroissement journalier de la tumeur. Cette tumeur occupait au début la partie latérale gauche du cul-de-sac
postérieur du vagin ; elle s'aggrandit en s'étendant d'abord
à la partie médiane, puis à la partie latérale droite du
même cul-de-sac; tous les jours, pendant trois jours, nous
avons pu assister à cette extension de la tumeur sanguine.

Cerné fait remarquer qu'au moment de la formation de
l'hématocèle chez la malade qui fait le sujet de son observation (observation XXVI), le thermomètre fit constater une élévation de la température ; nos recherches
dans observation XXIII nous ont permis de constater la
même chose. Ce signe serait encore en faveur de la variété
qui nous occupe en ce moment, s'il était démontré qu'il
existe chez les malades atteintes d'hématocèles par rupture (1) un abaissement de la température.

En résumé, en faveur de l'hématocèle consécutive à une
pelvi-péritonite, nous avons noté les pelvi-péritonites an-

(1) *Siredey*. Article Péritonite. Dictionnaire de médecine et de chirurgie pratiques.

térieures, les signes de pelvi-péritonite subaiguë occupant le début de l'affection, puis l'apparition subite d'une tumeur, qui s'est formée du jour au lendemain, à une époque qui peut être indépendante de l'époque menstruelle, et la persistance d'une température élevée pendant la formation de cette hémorrhagie interne enkystée d'avance.

Pour résumer ces signes différentiels qui, nous le répétons, ne pourront permettre de diagnostiquer la variété d'origine d'une hématocèle que si on a assisté au début des accidents ou si on peut obtenir des renseignements très nets d'une malade intelligente, nous les avons réunis en tableau synoptique.

I. La formation de la tumeur sanguine a été précédée de symptômes d'hémorrhagie interne survenus brusquement.

Hématocèles à début subit.

  A. Ces symptômes sont survenus pendant un état de santé parfaite.
- a) Rupture du plexus utéro-ovarien.
- b) Rupture de l'ovaire.
- c) Rupture de la trompe.
- d) Exhalaison sanguine aiguë ?

  B. Ces symptômes sont survenus chez une femme présentant des signes de grossesse extra-utérine.
- a) Rupture du plexus.
- b) Rupture de l'ovaire.
- c) Rupture de la trompe.
- d) Rupture du kyste fœtal.

  C. Ces symptômes sont survenus dans le cours d'une métrorrhagie.
- Hémorrhagie tubaire ?
- Hémorrhagie utéro-tubaire avec reflux du sang.

II. La formation de la tumeur a été précédée de symptômes plus ou moins longs.

Hématocèles à début lent.

  A. Aménorrhée avec dysménorrhée ; puis tumeur formée par la distension de l'utérus et des trompes par le sang menstruel utérin ; puis péritonite et enfin hématocèle.
- Reflux sanguin consécutif à la rétention.

  B. Pelvi-péritonites répétées ; symptômes de pelvi-péritonite subaiguë durant de 15 jours à 2 mois: puis apparition subite en quelques heures, de la tumeur sanguine.
- Hémorrhagie provenant des vaisseaux de nouvelle formation des fausses membranes.

CHAPITRE IV

Des complications de l'hématocèle

Nous avons déjà parlé, dans le cours de la description des symptômes de l'hématocèle, d'un certain nombre de complications et nous ne reviendrons pas sur la rétention d'urine au début, sur l'entérite glaireuse, sur la rupture intra-abdominale de la poche sanguine, ni sur les accidents de fièvre putride qui peuvent compliquer les ouvertures spontanées de l'hématocèle dans le vagin et surtout les ouvertures dans l'intestin.

Nous avons aussi signalé la possibilité de rupture de la poche sanguine pendant qu'on y poussait une injection (observation VI), et l'hémorrhagie ex-vacuo pouvant survenir pendant la ponction et amener une perte de sang considérable (observation XXV).

Nous voulons surtout appeler l'attention ici sur la possibilité d'abcès de voisinage dans les hématocèles et sur la présence de poches purulentes contiguës aux loges à épanchement sanguin, dans les hématocèles consécutives aux pelvi-péritonites (observation XXIII, observation XXII).

L'observation I du mémoire de M. Jules Besnier est vraisemblablement un cas analogue, puisque, quelques jours après l'ouverture vaginale qui avait donné lieu à un écoulement sanguin, il est survenu un écoulement de pus, qu'il attribue à des petites collections purulentes de voisinage dans le tissu cellulaire voisin de l'utérus.

« Le volume exagéré de l'hématocèle peut encore ame-
« ner par compression des lésions des organes voisins : c'est
« ainsi que dans un cas observé par M. Dumontpallier, et

« dont l'examen anatomique fut fait par M. de Sinéty, les
« uretères étaient comprimés et dilatés. Consécutivement
« les reins s'étaient altérés et la malade succomba à des
« accident urémiques » (1).

La malade de Bouvyer (observation XXI) présentait à
l'autopsie des reins ayant manifestement les lésions de la
maladie de Brigth.

Nous ne nous étendrons pas plus longtemps sur ce sujet
que nous avions à signaler, mais pas à décrire.

Nous devons aussi signaler les névralgies lombo-abdo-
midales et lombo-sacrées qui peuvent venir aussi compliquer l'hématocèle et que M. Marotte (2) avait indiquées.

CHAPITRE V

Pronostic de l'hématocèle

Le pronostic variera nécessairement suivant qu'il s'agira
d'une hématocèle par rupture ou d'une hématocèle d'une
autre variété ; suivant qu'il y aura ou non ouverture spontanée de la tumeur ; suivant la nature de cette ouverture.

Il est certain que l'hématocèle consécutive à une hémorrhagie provenant d'une rupture (organes génitaux ou grossesse extra-utérine) sera plus grave a priori à cause de l'hémorrhagie considérable qui en a été le point de départ et qui

(1) *Poncet.* Loc. cit., p. 81.
(2) *Marotte.* Considérations nouvelles sur la pathogénie de l'hématocèle rétro-utérine. Arch. gén. de méd., juillet 1873.

a affaibli la malade : dans ces cas là, le pronostic est grave et nous croyons la mort plus fréquente alors que la guérison.

Les hématocèles métrorrhagiques, les hématocèles par rétention menstruelle et enfin les hématocèles par hémorrhagie dans le cours d'une pelvi-péritonite sont au contraire beaucoup moins graves, et, si on ne se livre pas à une intervention intempestive, si elles ne s'ouvrent pas spontanément, les malades auront beaucoup de chances de guérir et guériront même le plus souvent après une maladie longue.

L'intervention chirurgicale, que l'on doit aujourd'hui réserver pour le cas seulement où il y a menace de rupture, était certainement une cause fréquente d'accidents graves et même de mort ; par conséquent, les hématocèles étaient plus dangereuses à l'époque où on les ponctionnait communément.

L'ouverture spontanée vient aussi assombrir le pronostic, et M. Courty enseigne que l'ouverture par le vagin est presque toujours suivie de guérison, tandis que l'ouverture rectale est beaucoup plus mauvaise, à cause de la difficulté plus grande pour que la poche se vide, et à cause du passage possible des matières fécales et des gaz dans le kyste.

Une statistique de M. Courty nous donne la fréquence relative de ces terminaisons diverses.

Sur 52 cas où il n'y a pas eu d'intervention chirurgicale, il y a :

26 fois résorption (guérison) ;

6 fois rupture (mort) ;

13 fois ouverture dans le rectum (grave) ;

7 fois ouverture dans le vagin (favorable).

Enfin, à propos du pronostic, il faut dire que les hématocèles peuvent être le point de départ de la stérilité (adhérences de l'ovaire ou de la trompe, oblitération de la trompe) et de déviations utérines.

Malgré toutes ces conséquences, on peut conclure que l'hématocèle est une maladie grave et longue, mais qu'elle se termine le plus souvent par la guérison.

CHAPITRE VI

Diagnostic de l'hématocèle.

Nous avons donné dans le chapitre II les signes qui permettent de reconnaître l'hématocèle ; nous avons essayé, dans le chapitre III, d'établir le diagnostic de la variété, le diagnostic de la cause ; il ne nous reste plus maintenant qu'à dire comment on peut distinguer l'hématocèle des affections du petit bassin qui lui ressemblent et qu'on a pu confondre avec elle.

Si on est appelé au début des accidents ou peu après, si on a vu évoluer la maladie, il est probable qu'on arrivera assez facilement au diagnostic. Si on ne voit la malade que tardivement, si elle vous donne des renseignements erronés ou incomplets, on pourra assez facilement commettre une erreur.

Nous allons successivement passer en revue la grossesse simple, la grossesse extra-utérine, l'hématocèle extra-péritonéale, les phlegmons du ligament large, les pelvi-péritonites, les kystes de l'ovaire, les kystes hydatiques du bassin, la rétention menstruelle, les corps fibreux et les cancers de l'utérus.

La *grossesse simple*, normale, ne nous arrêtera pas long-temps ; son évolution lente, les signes donnés par le tou-cher, qui fera reconnaître les modifications du col et qui montrera l'intégrité des culs-de-sac, ne permettront pas d'hésiter longtemps, même si la malade niait énergique-ment la possibilité de la conception.

Mais si la grossesse se complique de rétroversion de l'utérus, le diagnostic pourra devenir plus délicat, et l'er-reur de diagnostic a été commise, même dans des circons-tances assez malheureuses, puisqu'on a pu ponctionner la tumeur rétro-utérine que l'on croyait formée par le fond de l'utérus, et amener ainsi la mort (1). Dans un autre cas (2), la ponction faite dans les mêmes conditions n'eut pas un résultat si fâcheux et la malade guérit. On avait cru, dans ces deux cas, avoir affaire à la rétroversion de l'utérus gravide, tandis qu'on se trouvait en présence d'une hématocèle, ce qui est bien prouvé pour le premier cas, où l'autopsie fit voir « un énorme sac entouré de fausses membranes entre l'utérus et le rectum, et contenant une livre de sang ».

Les symptômes habituels aux grossesses, l'état du col, l'absence des signes d'hémorrhagie interne au début, la présence dans la région hypogastrique d'une tumeur re-montant moins haut que dans l'hématocèle, permettront d'ordinaire assez facilement de faire le diagnostic. Ce qui l'obscurcira, ce seront les douleurs abdominales, les symp-tômes du côté du rectum et de la vessie.

____

(1) *Mikschik.* Etude sur la pathologie des ovaires. Extrait de Ver-mischte alhandlungen aus dem Gebiete der Heilkunde von einer Ge-sellschaft pratikes aerzte zu Petersbourg. 8. Sammlung. Leipsick, 1854.

(2) *Jourel.* Bulletin de la Faculté de médecine de Paris, n° 8, 1812.

La *grossesse extra-utérine* sera différenciée de l'hématocèle par la marche lente des symptômes, par les signes de grossesse; les modifications du col moindres que dans le cas de grossesse normale pourront cependant mettre sur la voie du diagnostic, et malgré l'opinion de M. Gallard, que nous avons rapportée, nous croyons qu'il est possible, qu'il est même utile de faire ce diagnostic.

Si, dans le cours de la grossesse extra-utérine, les accidents caractéristiques d'hémorrhagie interne, puis de péritonite viennent compléter le tableau morbide, c'est que la grossesse se sera rompue et qu'une hémorrhagie abdominale se fera, pouvant évoluer, suivant les circonstances vers l'enkystement et la formation d'une hématocèle, comme nous l'avons vu en faisant le diagnostic de la variété.

Mais la grossesse extra-utérine peut être le siége d'hémorrhagies qui distendront peu à peu le kyste fœtal, sans que sa rupture en soit la conséquence naturelle, et qui donneront un kyste sanguin assez analogue à celui des hématocèles rétro-utérines, sauf qu'il siégera dans le kyste fœtal lui-même et non dans le péritoine. Les observations de Pize (1) et de Gaube (2) paraissent avoir rapport à cette variété de tumeur sanguine. La première ne contient que des détails d'autopsie, mais la seconde est plus circonstanciée.

Voici les signes sur lesquels Goupil (3) appelait l'attention comme pouvant faire reconnaître ces kystes fœtaux remplis par du sang hémorrhagique et par conséquent permettre de les distinguer des hématocèles, à

(1) *Pize*. Bulletin de la Société anatomique, 1853, p. 40.

(2) *Gaube*. Dito, 1853, p. 120 et suiv., et dans les Leçons cliniques sur les maladies de l'utérus et de ses annexes d'Aran, 3ᵉ partie, p. 793.

(3) *Bernutz* et *Goupil*. Loc. cit., p. 565 et suiv.

proprement parler. Après des signes vagues de grossesse, les malades sont ordinairement prises d'une perte continue avec des alternatives irrégulières de diminution et d'augmentation ; pendant les exacerbations de la perte, les malades éprouvent des douleurs vives qu'elles comparent aux douleurs de l'accouchement. « De plus, il existe une douleur fixe, plus ou moins vive, au point où siège la grossesse, et là on constate, quand la malade a pu être examinée à cette période de la maladie, une tuméfaction », placée plus ou moins près de l'utérus. Ordinairement, en même temps que la perte s'arrête ou diminue, il survient des douleurs de bas-ventre assez violentes, qui forcent la malade à se coucher, mais qui ne sont pas « excessives, déchirantes, et elles ne s'accompagnent ni de syncopes, ni de lipothymies ». En même temps que ces douleurs, s'observe aussi un accroissement de la tumeur survenant tantôt rapidement, tantôt par poussées successives.

Tels sont les signes sur lesquels on pourra s'appuyer pour baser le diagnostic différentiel ; diagnostic assez délicat, parce qu'après les accidents que nous venons de décrire, il pourra se faire, sous l'influence d'une hémorrhagie intrakystique nouvelle, une rupture qui amènera le plus souvent les signes de l'hémorrhagie cataclysmique.

L'*hématocèle extra-péritonéale*, que l'on devrait plutôt appeler thrombus, a des symptômes tranchés qui, dans les cas ordinaires, ne laisseront pas de doute sur le diagnostic.

Ces hématocèles développées dans le tissu cellulaire des ligaments larges peuvent se présenter dans le cours d'une grossesse normale, d'une grossesse extra-utérine tubaire ou sous péritonéo-pelvienne se rompant dans le ligament large, et enfin, mais très rarement, dans l'état de vacuité.

Les signes particuliers qui les feront diagnostiquer avec

les hématocèles intra-péritonéales sont : 1° la *douleur*, qui existe bien comme symptôme de début et qui coïncide ordinairement avec une époque menstruelle; cette douleur, quoique très aiguë, diffère de celle de la péritonite, parce qu'elle est ordinairement unilatérale ; elle parait due à la déchirure du tissu cellulaire ; 2° la *tumeur* est latérale, au lieu d'être postérieure ou antérieure ; elle proémine très peu dans l'abdomen, où elle se trouve en outre située latéralement ; enfin elle descend très bas dans la paroi du vagin avec lequel elle fait pour ainsi dire corps. Lorsque cette hématocèle survient dans la grossesse extra-utérine, elle est de même latérale, mais elle peut avoir une saillie plus considérable dans la cavité abdominale.

Enfin il est possible, qu'après avoir fait ce diagnostic, on assiste à la rupture de cette collection sanguine dans la cavité péritonéale, amenant une hémorrhagie cataclysmique, ou si l'enkystement se fait, la coexistence des deux formes anatomiques d'hématocèles.

Les *phlegmons du ligament large*, qui sont aussi situés latéralement, qui surviennent dans des conditions toutes spéciales et qui ont une marche différente, ne méritent pas de nous arrêter longtemps.

Cependant il existe une observation de Playfair (1), dans laquelle une malade, qui avait présenté tous les signes d'un phlegmon du ligament large suppuré, ouvert dans le vagin, fut prise tout d'un coup d'une hémorrhagie considérable, provenant de son abcès, hémorrhagie qui se fit jour au dehors par la même voie que le pus et qui distendit en quelques instants la poche de l'abcès ; ce cas, s'il n'y avait pas eu ouverture préalable de l'abcès, aurait probablement amené la formation d'une hématocèle extra-

(1) Lancet, 1865.

Jousset.

péritonéale latérale, qui aurait pu être diagnostiquée par les signes que nous avons donnés ci-dessus.

Ces jours-ci, un cas analogue a été observé à la Charité dans le service de M. Féréol et la malade, déjà cachectisée, mourut de l'abondance de l'hémorrhagie ; mais chez elle, la poche de l'abcès, qui partait vraisemblablement de la partie inférieure du ligament large, remontait le long du rectum en gagnant la ligne médiane, et si elle avait survécu à son hémorrhagie, le siège rétro-utérin de la tumeur aurait probablement rendu le diagnostic très difficile.

La *pelvi-péritonite* sera souvent difficile à différencier et quelquefois même le diagnostic sera impossible. On la confondra surtout avec l'hématocèle consécutive à la pelvi-péritonite, parce que cette variété ne possède pas le début dramatique, brusque et aiguë des hématocèles par rupture, parce que dans un certain nombre de cas, comme le fait a été signalé par MM. Cornil et Ranvier et par notre maître M. Bernutz, il peut y avoir en même temps, chez la même malade, coexistence des deux lésions (une poche occupée par une hémorrhagie et une poche purulente) ; on peut dire cependant que dans la pelvi-péritonite la tumeur augmente chaque jour un peu pour atteindre un volume ordinairement peu considérable, tandis que lorsqu'il se produit une hémorrhagie transformant une pelvi-péritonite en hématocèle, on voit en quelques heures se former une tumeur volumineuse ; la consistance de la tumeur dans la pelvi-péritonite est au début dure, ferme, pour devenir peu à peu fluctuante ; nous avons vu, au contraire, dans la description de l'hématocèle que la tumeur est au début fluctuante et demi-molle, que plus tard elle prend une consistance plus ferme pour s'indurer complètement à une période éloignée du début des accidents ; les variations de volume, accompagnées de symptômes fébriles et de vomis-

sements, qui surviennent à toute les époques menstruelles, chez les femmes atteintes d'hématocèles, sont beaucoup moins marquées et même nulles dans les cas de
pelvi-péritonite.

Il est certain, cependant, que le diagnostic est assez difficile et que l'on peut prendre ces deux affections l'une
pour l'autre.

Nélaton (1), dans une observation publiée dans la thèse
de M. A. Voisin, a bien fait cette erreur de diagnostîc et
ponctionné une tumeur qu'il prenait pour une hématocèle; la ponction n'a donné que du pus.

Notre maître, malgré ses connaissances spéciales, a com-
mis une erreur opposée dont l'histoire est rapportée dans
l'observation XXV. Il a cru à une pelvi-péritonite prenant
un développement croissant et a fait par le vagin une
ponction qui n'a amené que du sang.

On voit donc que l'erreur de diagnostic est assez facile ;
heureusement le traitement est sensiblement le même
et les malades n'auront donc pas à pâtir des erreurs
de leurs médecins.

Les *kystes de l'ovaire* qui se développent lentement, et
partent ordinairement d'une partie latérale du bassin me
paraissent difficiles à confondre avec l'hématocèle. C'est
seulement lorsqu'ils déterminent une inflammation péritonéale de voisinage qu'il pourra y avoir quelque ressem-
blance grossière entre les deux affections ; mais il nous
paraît cependant difficile de faire une erreur de diagnostic
durable.

Il n'en est pas de même des *kystes hydatiques du bassin*
et leur diagnostic pourra être très délicat. M. Bernutz

(1) *Nélaton*. Observation publiée dans la thèse de M. A. Voisin, 1858,
p. 52.

rapporte (1) qu'il a fait une erreur de diagnostic en prenant une de ces tumeurs pour une hématocèle. Trousseau a fait la même erreur et n'a été éclairé que par l'ouverture du kyste dans le rectum, ce qui a amené l'expulsion des membranes hydatiques dans les selles. Les deux malades dont il est question, qui avaient ces tumeurs probablement depuis longtemps, n'en avaient pas connaissance et elles furent prises à une époque menstruelle de douleurs assez vives, à la suite desquelles on les examina et on constata la présence d'une tumeur. Il est assez naturel dans ces deux cas que l'on ait fait erreur (2).

M. Bernutz (3) pense que c'est surtout par la latéralité de la tumeur, qui n'est ordinairement pas franchement rétro-utérine, que l'on pourra arriver à reconnaitre cette affection.

M. Robert (4) publie une observation très intéressante avec autopsie et dans laquelle on constata au toucher que le col regardait en arrière et qu'on trouvait dans la partie droite du cul-de-sac postérieur une tumeur assez mal délimitée. La palpation faisait aussi reconnaitre la partie supérieure de cette tumeur dans le côté droit de l'excavation pelvienne.

L'autopsie contribua à démontrer que la tumeur n'occupait que le côté droit du cul-de-sac rétro-utérin ; elle était rénittente et peu douloureuse ; le point de départ du

(1) *Bernutz*. Dictionnaire, loc. cit., p. 331.

(2) Un de nos anciens collègues nous a dit qu'un cas analogue s'était présenté cette année chez M. Guyot à Beaujon, et qu'une femme que l'on croyait atteinte d'une hématocèle anté-utérine avait évacué des membranes hydatiques ; malheureusement nous n'avons pu nous procurer cette observation.

(3) *Bernutz* et *Goupil*. Loc. cit., p. 295 et suiv.

(4) *Robert*. Des tumeurs rétro-utérines. Thèse de Paris, 1854, p. 23 et suivantes.

kyste hydatique était entre les deux feuillets da ligament large ; l'indolence de la tumeur, sa situation en somme latérale, sont les éléments du diagnostic possible avec l'hématocèle .

Enfin, on a pu prendre des hématocèles pour des tumeurs solides utérines, *cancers* et *tumeurs fibreuses*; les observations qui se rapportent à ces erreurs (1) sont celles de femmes qui n'avaient certainement pas eu le cortège dramatique qui se rencontre souvent au début de l'hématocèle ; qui avaient eu peu ou pas de douleurs, comme dans la forme chronique d'emblée ; il est naturel que des chirurgiens tels que Stolz, Nélaton et Malgaigne aient pu être trompés, surtout à une époque où la question de l'hématocèle était encore récente et où les signes caractéristiques de la tumeur sanguine étaient encore mal connus. Il est probable aussi que ces chirurgiens n'ont vu leurs malades que longtemps après le début des accidents, alors que la tumeur était devenue dure.

Nous croyons qu'aujourd'hui il serait facile, par la connaissance des antécédents et de la marche antérieure de la maladie, de faire un diagnostic certain.

En résumé, la diagnostic de l'hématocèle est difficile, surtout avec la pelvi-péritonite, et il devient d'autant plus difficile qu'on examine le malade plus loin du début des accidents, parce que les renseiguements qu'on obtient sont ordinairement insuffisants.

---

(1) Pour la malade de Nélaton, voir ci-dessus p. 66; pour celle de Stolz, voir obs. VII.

L'observation de Malgaigne se trouve dans la thèse de M. Viguès, p. 21 et suiv.

CHAPITRE VII.

Traitement de l'hématocèle

L'hématocèle présentant des variétés si différentes d'origine et de nature, nous ne pouvons qu'indiquer les traits généraux du traitement, et passer en revue les indications les plus générales.

Le médecin peut être appelé dans trois circonstances bien diverses :

I. Au début des accidents, lorsqu'il y a des signes d'hémorrhagie interne ;

II. Lorsque l'hématocèle est constituée et évolue ;

III. Lorsqu'elle présente des complications.

Quelle devrait être la conduite du médecin dans ces trois circonstances données ? c'est ce que nous allons tâcher d'indiquer.

I. *Le médecin est appelé au début des accidents caractérisés principalement par des symptômes d'hémorrhagie interne.*
— Tantôt l'hématocèle n'est pas constituée et quelle que soit l'origine du sang, le médecin ne trouve devant lui qu'une malade atteinte d'hémorrhagie interne. Tantôt dans le cours d'une pelvi-péritonite surviennent des symptômes d'hémorrhagie peu marqués et un accroissement progressif de la tumeur.

Dans le premier cas, si le médecin est appelé dès le début des accidents et si l'hémorrhagie n'est pas cataclysmique, l'indication à remplir est l'arrêt de l'écoulement sanguin ; il faut ensuite tâcher de mettre la malade dans les conditions favorables à l'enkystement du sang épanché.

La première condition pour remplir ces deux indications est d'obtenir le *repos* absolu de la malade dans le décubitus dorsal avec l'immobilité la plus grande ; ce repos pourra être quelquefois difficile à obtenir à cause des douleurs vives qui la tourmentent et la forcent en quelque sorte à changer de place.

L'*opium*, soit sous forme de pilules de 0,01 administrées toutes les heures pendant dix heures, puis toutes les deux heures ensuite ; soit sous forme d'injections hypodermiques de chlorhydrate de morphine, pourra amener ce résultat, tant en calmant les douleurs qu'en immobilisant les intestins.

La *glace* appliquée sur le ventre dans une vessie de caoutchouc pourra aussi favoriser l'arrêt de l'écoulement sanguin. On pourrait peut-être, par des injections hypodermiques d'*ergotinine de Tanret*, essayer de faire contracter les vaisseaux et diminuer ainsi l'écoulement sanguin, surtout dans le cas d'hématocèle consécutive à une pelvi-péritonite.

Une seconde indication à remplir est de soutenir les forces de la malade, qui est menacée à tout instant d'évanouissements. Une *potion de Todd*, donnée froide ; du *champagne* pourront amener ce résultat. Le champagne frappé pourra aussi contribuer à diminuer les vomissements qui sont souvent fréquents et contribuent à affaiblir la malade.

Nous condamnons absolument l'emploi des émissions sanguines (sangsues) à cette période de l'affection ; il est absolument irrationel de retirer du sang à une femme qui s'affaiblit déjà elle-même par une perte sanguine intense.

Notre maître M. le Dr Bernutz recommande cependant les applications de sangsues quelques jours après le début des accidents pour combattre les accidents inflammatoires : il est certain qu'à ce moment leur emploi sera mieux justifié ; nous ne croyons pas pourtant qu'il soit absolument favorable et nous pensons que la glace, de la pommade mercurielle belladonnée et même un vésicatoire seraient préférables.

Lorsqu'on est en présence d'une malade chez laquelle une pelvi-péritonite se transforme en hématocèle, quoique les accidents soient plus modérés, nous conseillerons cependant d'avoir recours aux mêmes moyens.

II. *Le médecin est appelé lorsque l'hématocèle est constituée et en évolution.* — Lorsque l'hématocèle vient de se former, il est nécessaire de continuer les moyens curatifs indiqués ci-dessus.

Quelques jours après, lorsque les douleurs abdominales seront un peu moins vives, on pourra appliquer d'abord sur une fosse iliaque, puis quelques jours après sur l'autre, un *vésicatoire volant*, qui pourra contribuer à amener un commencement de travail résolutif.

Si la malade présente des troubles de rétention d'urine, il sera nécessaire d'évacuer par la sonde l'urine qui stagnerait dans la vessie ; ce cathétérisme pourra présenter d'assez grandes difficultés à cause de la compression que la tumeur exerce sur le canal de l'urèthre ; mais on pourra d'ordinaire pénétrer assez facilement dans la vessie. Cette nécessité d'intervention sera assez rare parce que souvent la tumeur sanguine produit l'effet contraire, c'est-à-dire qu'elle empêche la vessie de se distendre et force la malade à uriner à chaque instant.

Les troubles du côté de l'intestin consistent d'ordinaire dans la *constipation*, qui présente souvent deux causes : la compression exercée par la tumeur et l'action des opiacés, qu'on a dû donner à la malade pour calmer ses douleurs. Les *purgatifs*, qui amèneraient des évacuations répétées et qui seraient ainsi une cause d'épuisement et de douleurs pour la malade, doivent, autant que possible, être rejetés : on devra le plus souvent se borner à provoquer des selles par des lavements.

Lorsqu'à une période plus avancée de l'hématocèle surviendront des symptômes d'entérite glaireuse, on pourra les combattre par des lavements répétés d'eau tiède et de laudanum ; puis par des lavements renfermant une substance astringente comme le ratanhia.

Il sera nécessaire de surveiller l'état de la tumeur sanguine et si elle vient à prendre un développement considérable, surtout au moment des époques menstruelles, il sera nécessaire de faire quelques applications de sangsues, qui viendront ainsi en quelque sorte détourner le sang, qui aurait une tendance à s'épancher à nouveau dans la tumeur ; on pourra même appliquer ces sangsues préventivement au moment probable de l'époque menstruelle ; voici comment M. le Dr Bernutz a l'habitude de procéder : la femme étant couchée sur son lit, les cuisses écartées, on introduit un spéculum cylindrique en bois ou un spéculum Fergusson ; on y fait entrer quatre sangsues et l'on bouche l'orifice externe : les sangsues prennent ordinairement dans les profondeurs du vagin, aux environs du col ; leur piqûre n'est le plus souvent pas sentie par la malade. Lorsqu'elles sont gorgées de sang, elles ressortent elles-mêmes ; si une d'elles ne sortait pas seule, soit qu'elle restât attachée aux parois du vagin, soit qu'elle ait pénétré dans le col, ce qui est extrèmement rare, il n'y aurait qu'à placer la malade dans un bain, pour la faire sortir immédiatement.

L'application de ses sangsues est quelquefois suivie d'un léger écoulement sanguin.

Lorsque la tumeur sanguine prend un développement

considérable et progressif, et dans ce cas-là seulement, on pourra être autorisé à intervenir chirurgicalement. La ponction ou l'incision de la tumeur vulgarisée par Récamier (1) avait été rapidement acceptée par tous les médecins et il était de règle de faire l'opération lorsque le diagnostic était posé : on espérait ainsi abréger la maladie et soulager beaucoup la malade, mais les accidents qui survinrent à la suite de simples ponctions exploratrices (2), amenèrent les chirurgiens à modifier peu à peu leur avis et, aujourd'hui, on réserve absolument l'intervention chirurgicale aux menaces de rupture du kyste sanguin dans sa cavité péritonéale, rupture suivie de péritonite généralisée et de mort. Aujourd'hui l'intervention chirurgicale se borne à la ponction avec un trocart, pratiquée par le vagin au point le plus fluctuant, la femme étant placée dans la position obstétricale : il faut cependant remarquer que même dans les cas où elle est indiquée, cette opération n'est pas exempte de danger et on n'a qu'à se reporter à notre observation XXV pour lire l'histoire d'une malade ponctionnée dans ces conditions et qui fut sur le point de mourir par une hémorrhagie ex-vacuo, produite par les vaisseaux des fausses membranes enkystantes ; il faut ajouter que dans ce cas il s'agissait d'une hématocèle très récente survenue dans le cours d'une pelvi-péritonite subaiguë.

Lorsque l'hématocèle s'ouvrira spontanément dans le vagin ou le rectum, il sera nécessaire de faire des injections par l'ouverture vaginale ou de donner des lave-

____

(1) *Bourdon*. Loc. cit.

(2) M. Bernutz rapporte qu'après une ponction exploratrice pratiquée par M. Oulmont, la malade offrit des accidents très graves et sa vie fut mise en danger. Dict. de médecine et de [chirurgie pratiques. Loc. cit., p. 335.

ments avec des liquides antiseptiques, les injections vaginales dans la poche de la tumeur devront être poussées avec beaucoup de douceur pour ne pas s'exposer
à la rupture de la poche et à une péritonite généralisée
mortelle comme le fait est relaté dans l'observation de
M. Gallard (obs. VI).

Enfin il sera nécessaire de continuer, pendant le cours
de l'évolution de la tumeur sanguine, des toniques pour
soutenir les forces ; il faudra engager la malade à se
nourrir dès que cela sera possible, c'est-à-dire dès que
les symptômes généraux se seront amendés.

III. — *Le médecin est appelé lorsqu'il existe des complications*. — On comprendra facilement que nous n'ayons
pas à faire ici le traitement de toutes les complications
possible des hématocèles : nous nous bornerons seulement
à deux cas.

L'hématocèle est ouverte dans l'intestin comme nous l'a-
vons dit ci-dessus, la poche se vide mal, l'écoulement diminue ou se supprime; ce qui vient encore est sanieux, d'o-
deur fétide ; un état fébrile inquiétant s'établit avec des
frissons irréguliers, un mauvais faciès et de la diarrhée
colliquative ; enfin on a sous les yeux tout le tableau clinique de la résorption putride. « Faudra-t-il alors, comme l'a
« tenté inutilement Denonvilliers, ouvrir largement l'hé-
« matocèle par le vagin, extraire le plus possible les caillots
« qu'elle contient et faire de suite dans ces kystes de longs
« lavages détersifs ou rester triste spectateur des accidents
« colliquatifs, que vous parvenez un jour à enrayer pour
« les voir reparaître le lendemain, et sans avantage pour
« la malade, que vous avez le chagrin de voir, malgré tou-
« tes vos prescriptions, dépérir rapidement sous l'influence

« des manifestations disséminées, qui se produisent dans
« son économie ?

« Malgré l'insuccès de Denonvilliers et malgré le danger
« que présentent les injections dans les kystes péritonéaux
« si on les pousse avec un peu de force, je conserve un si
« pénible souvenir de la triste fin des malades, que j'ai vues
« succomber dans de semblables circonstances, sans qu'au-
« cun moyen thérapeutique ait pu amener la moindre amé-
« lioration durable, que je conseillerais, dans ces cas dé-
« sespérés, une intervention chirurgicale. Elle est peu dou-
« loureuse, et ne peut précipiter que de quelques jours la
« terminaison fatale, que vous ne pouvez conjurer. » Nous
ne pouvions mieux faire que de citer en entier ce passage
de notre maître M. le Dr Bernutz (1), qui nous paraît être ce
qu'il y a de mieux pensé pour les circonstances graves que
nous exposons.

Les hématocèles consécutives à la pelvi-péritonite peuvent présenter soit des abcès de voisinage, soit des loges péritonéales purulentes; lorsque ces abcès, d'où qu'ils viennent, pointent sous la peau et dans le vagin, lorsque les
accidents généraux fébriles avec frissons du soir et sueurs
nocturnes indiquent la formation du pus, nous croyons
qu'il n'y a pas à hésiter, qu'on doit ouvrir largement ces
abcès, y mettre des tubes à drainage à demeure et y faire de
fréquents lavages. Si l'abcès se développe vers les parois
abdominales et s'il ne présente pas de fluctuation absolument certaine (observ. XXIII), on pourra avant d'ouvrir
au bistouri faire une ponction exploratrice avec un appareil aspirateur.

(1) Art. Hématocèle (Dictionnaire). Loc. cit., p. 336.

CONCLUSIONS

1° L'hématocèle utérine intra-péritonéale n'est pas une maladie, une entité morbide, mais seulement une affection symptomatique d'états absolument divers.

2° Elle est constituée par des symptômes de tumeur pelvienne et abdominale sensiblement les mêmes dans toutes les variétés. Ces symptômes de tumeur sont assez spéciaux et ont une marche assez particulière pour qu'on puisse affirmer le plus souvent le diagnostic sans ponction exploratrice et en l'absence d'évacuation spontanée du sang enkysté, lorsque le médecin est appelé de bonne heure auprès de la malade.

3° L'apparition de la tumeur sanguine est toujours précédée de symptômes propres à l'affection qui cause l'hématocèle ; symptômes qui permettent le plus souvent de faire le diagnostic de la variété.

4° Il existe une classe d'*hématocèle par rupture* survenant dans l'état de vacuité et pendant le cours de grossesses extra-utérines. Cette variété est caractérisée par des accidents débutant d'une façon dramatique soit pendant la santé la plus complète, soit après quelques symptômes de grossesse et caractérisés par les signes d'hémorrhagie interne qui sont remplacés au bout de quelques jours par les signes de l'hématocèle constituée. Cette variété est très rare, parce que les hémorrhagies de cette nature sont ordinairement cataclysmiques ; elle est très grave.

5° Il existe une autre variété, l'*hématocèle par reflux* survenant tantôt brusquement chez une malade présentant une métrorrhagie (*hématocèle métrorrhagique*), tantôt lentement après des symptômes de dysménorrhée (*hématocèle par rétention menstruelle*). Cette variété est encore rare et elle est grave, quoique moins que la précédente.

6° Il existe une autre variété, l'*hématocèle consécutive à la pelvi-péritonite*, et c'est la forme qui nous paraît de beaucoup la plus fréquente. Les quatre malades que nous avons pu examiner cette année étaient toutes les quatre atteintes de cetie variété ; contrairement à l'opinion allemande, c'est ordinairement dans le cours d'une pelvi-péritonite subaiguë qu'une rupture des vaisseaux des fausses membranes vient, du jour au lendemain, constituer l'hématocèle. Cette variété, que nous avons dit la plus fréquente, est aussi la moins dangereuse.

7° Il ne faut ponctionner les hématocèles que lorsqu'il existe des menaces bien sérieuses de rupturé dans la cavité abdominale.

OBSERVATION I (résumée).

Hémorrhagie cataclysmique du plexus utéro-ovarien.

Deux grossesses antérieures. Une dame est subitement prise en dansant d'une douleur abdominale, de syncope.

Mort une demi-heure après.

Autopsie. — « A l'ouverture de l'abdomen, on trouve une couche large et épaisse de sang coagulé recouvrant tous les viscères de cette cavité. Au dessous d'elle, les organes du ventre furent trouvés dans l'état sain. Comme le sang remplissait en même temps la cavité pelvienne, on l'enleva avec précaution et l'on découvrit de la sorte que le plexus pampiniforme du côté droit était variqueux et présentait une déchirure. (1) »

OBSERVATION II (résumée).

Hémorrhagie cataclysmique par apoplexie de l'ovaire.

Femme de 35 ans ; pas de grossesses antérieures ; arrêt des règles le premier jour de leur apparition ; douleurs abdominales intolérables le soir à 5 heures.

Entrée à l'hôpital, le lendemain matin : pâleur mortelle, faciès hippocratique ; mort rapide.

Autopsie. — « A l'ouverture du péritoine, il sortit trois livres de sérosité sanguinolente ; le petit bassin était rempli de caillots sanguins. L'ovaire droit était converti en une masse ressemblant à du sang coagulé. » (Neuman, de Berlin, 1821, publiée en France dans la Bibliothèque médicale de Royer-Collard, t. LXXVIII, p. 113.)

OBSERVATION III (très résumée).

Hémorrhagie cataclysmique par rupture de la trompe.

Dame de 28 ans, de bonne santé habituelle, est prise de ménorrhagie, puis de métrorrhagie continuant sans interruption. Tout à coup, après

(1) Ollivier (d'Angers). Loc. cit., p. 408.

émotions morales, douleurs abdominales violentes, défaillances, lipothymies.

Mort au bout de quelques heures (12 à 15).

Autopsie. — « Après l'incision de la paroi abdominale, un flot de sang s'écoula et l'on trouva des caillots volumineux remplissant le petit bassin. Tous les organes étaient sains, sauf la trompe gauche qui présentait une tumeur du volume d'un œuf de pigeon, où existait une déchirure ayant donné lieu à l'hémorrhagie. » (Fauvel. Bulletin de la Société anatomique de Paris, XXXe année, p. 395, 1855.)

OBSERVATION IV (résumée).

Hémorrhagie cataclysmique par rupture de grossesse tubaire.

Deux grossesses antérieures suivies de péritonite. — Le 9 août, nouvelle péritonite par arrêt des règles. — Le 13 novembre, syncope et vomissements. — Mort le 15 novembre.

Aug. L..., âgée de 28 ans, de constitution faible, réglée à 15 ans, mariée à 17, a eu deux enfants, le premier il y a neuf ans, le second il y a trois ans et demi. Deux ans après sa première grossesse, douleurs dans le ventre pendant une période d'un an environ. Le lendemain du deuxième accouchement, début d'une péritonite, dont elle s'est mal rétablie.

Depuis un an, les règles sont très abondantes. Elle est plus malade depuis le 9 août 1859, à la suite d'un refroidissement pris la veille : elle a été mouillée ayant ses règles. Vomissements, douleurs au bas-ventre et arrêt des règles.

Entre à l'hôpital le 11 août. Le soir le pouls petit bat 120 fois par minute ; peau chaude ; soif ardente ; vomissements porracés ; ventre ballonné et très douloureux à la pression.

Le 12, amélioration légère de l'état général ; le toucher fait reconnaître une tumeur située très haut dans le cul-de-sac vaginal latéral gauche.

La malade sort le 28 août améliorée.

Elle souffre jusqu'à sa rentrée à l'hôpital. Le dimanche 13 novembre, après un excès de travail, qui a amené des douleurs de rein, elle se couche, subit six approches sexuelles, à la suite desquelles elle présente une syncope, puis des vomissements porracés.

La malade entre le 14 à l'hôpital ; pas de tumeur appréciable au toucher, sauf un petit noyau arrondi, convexe dans le cul-de-sac postérieur. Continuation des douleurs et des vomissements.

Mort le 15 novembre, quarante-huit heures après la syncope.

Autopsie. — « L'abdomen est considérablement distendu ; quand ses parois sont incisées, un sang noir, liquide s'en échappe ; il est accumulé en grande quantité (environ 1 litre 1/2) dans les fosses iliaques, les flancs et remonte même jusqu'au diaphragme. On trouve un énorme caillot pesant un kilogramme dans la cavité du bassin, qu'il dépasse de plusieurs travers de doigt. »

L'utérus est couché dans la concavité du sacrum et l'épanchement sanguin décrit ci-dessus est dans le cul-de-sac antérieur largement augmenté par cette situation de l'utérus.

L'ovaire gauche et la trompe gauche sont reliés par des fausses membranes, anciennes et résistantes. La trompe droite offre un renflement et adhère à l'ovaire droit par de vieilles fausses membranes. La petite tumeur de la trompe gauche est déchirée et il s'en échappe un caillot. M. Robin a reconnu au microscope un débris placentaire provenant de cette même tumeur. (Siredey. Thèse inaugurale, p. 98, Paris, 1860).

OBSERVATION V (résumée).

Hématocèle consécutive à une apoplexie de l'ovaire, dans le cours d'une grossesse extra-utérine.

Retard de quinze mois, suivie d'une métrorrhagie. — Le 2 septembre, douleur subite et violente dans le ventre pendant l'époque correspondante aux règles. — Mort cinq jours après.

G..., âgée de 32 ans, entre le 3 septembre 1855, salle Saint-Charles lit 13, service de M. Nonat.

Habituellement bien réglée, elle a un enfant de neuf ans. Veuve, elle a rompu son veuvage depuis deux mois. Après un retard de quinze mois, elle a été prise il y a trois semaines d'une métrorrhagie, peu abondante pendant quinze jours ; la femme peut continuer ses occupations, les douleurs étant très faibles.

Le 31 août, jour correspondant à l'époque, la perte devient plus considérable pendant trois jours avec une augmentation des douleurs.

Le 2 septembre, la malade a été prise d'une douleur très aiguë au bas-ventre, à droite, comparée par la malade aux douleurs qui précédaient l'accouchement.

Entrée le 3 septembre, les douleurs ayant augmenté.

Le 4 septembre : face pâle, décolorée, yeux abattus, visage exprimant la souffrance ; tout le corps est décoloré. Le ventre est augmenté de

M. Jousset.

8

volume et tendu ; il est beaucoup plus douloureux en bas qu'en haut. Matité complète au-dessus du pubis. Le toucher vaginal est très douloureux, le col est entr'ouvert, le doigt peut pénétrer dans sa cavité, l'utérus est un peu abaissé à gauche, et son col refoulé en avant sous la symphyse. A droite et en arrière existe une grosseur énorme, qui refoule en bas le cul-de-sac postérieur ; elle est fluctuante et entoure l'utérus à droite, en arrière et à gauche. A droite, elle est un peu moins fluctuante. Le toucher rectal fait constater la tumeur, qui occupe toute la région pelvienne, et est fluctuante. Soif vive, perte d'appétit ; nausées et vomissements ; selles douloureuses; miction difficile et très douloureuse.

Dans la journée rétention d'urine ; cathétérisme difficile par compression de l'urèthre. Pouls à 145, petit, abdominal ; respiration gênée.

Le 5 septembre, état plus grave ; yeux excavés ; pouls à 160, misérable, filiforme.

Le 6 septembre, mort à deux heures de l'après-midi.

Autopsie. — A l'ouverture de l'abdomen, on trouve les intestins météorisés et refoulés à la partie supérieure. Dans la cavité péritonéale, au-dessus du bassin, on trouve environ trois à quatre verres de sang noir, liquide.

Nous constatons que les organes contenus dans la cavité pelvienne sont unis aux parois antérieure et postérieure de l'abdomen, immédiatement au-dessus du détroit supérieur du bassin, par des caillots sanguins abondants, noirâtres, dont quelques-uns plus blancs sont fibreux. Les caillots réunissent entre elles ces parties par *des adhérences* faciles à vaincre et qui, rompues, permettent de constater dans la cavité péritonéale du bassin la présence d'abondants caillots sanguins. Il existe des caillots dans le cul-de-sac vésico-utérin et surtout dans le cul de-sac recto-utérin, où ils sont assez abondants pour refouler l'utérus en avant.

Lorsque le sang est enlevé, on aperçoit dans l'épaisseur du ligament large droit une tumeur rouge-brun. Cette tumeur est formée de caillots sanguins au centre desquels est une petite cavité occupée par un œuf, dans lequel se trouve un fœtus de petite dimension.

L'utérus est plus volumineux qu'à l'état normal et le col est dilaté.

L'ovaire gauche est remplacé par une coque refermant un caillot sanguin. On trouve une perforation, qui fait communiquer le cul-de-sac péritonéal recto-utérin avec le tissu cellulaire du ligament large gauche : par l'intermédiaire de cette perforation, les caillots sanguins, contenus dans la coque qui représente l'ovaire communiquent avec ceux qui forment la tumeur sanguine dans le cul-de-sac recto-utérin. (Fleuriot, Bulletin de la Société anatomique de Paris, p. 399, 1855.)

OBSERVATION VI (très résumée).

Hématocèle par rupture de grossesse extra-utérine.

Dysménorrhée jusqu'à son mariage. — L'époque du commencement d'août paraît à peine. — Métrorrhagie trois jours après persistant jusqu'au mois d'octobre. — A la fin de septembre, douleurs abdominales subites et violentes. — Au commencement d'octobre, signes de péritonite. — Entrée à l'hôpital, hématocèle. — Ponction. — Mort.

Marie R..., 32 ans, entre le 3 novembre 1854 à l'hôpital Beaujon, service de M. Robert.

Réglée vers l'âge de 13 à 14 ans, l'établissement de la menstruation fut facile ; depuis, les règles ont été régulières comme date, mais elles étaient peu abondantes, accompagnées alors de céphalalgie et de douleurs abdominales et utérines, disparaissant assez rapidement.

A 16 et 23 ans, il y eut des accidents analogues plus sérieux, avec tension du ventre, fièvre et même délire ; ces deux fois la malade fut obligée de garder le lit de 5 à 6 semaines.

Mariée depuis cinq ans, les règles ont depuis ce moment toujours été normales et régulières.

L'époque de juillet a été régulière, mais a présenté quelques malaises vagues.

Au commencement d'août, l'époque est annoncée par quelques gouttes de sang, accompagnées de coliques sourdes, s'irradiant vers la région lombaire. Trois jours après, survient une véritable métrorrhagie avec expulsion de caillots. Les douleurs cessent, mais la métrorrhagie persiste tout le mois, pour prendre une nouvelle intensité en septembre, au moment de l'époque menstruelle.

A ce moment, le malade s'alite : coliques et constipation ; ni fièvre, ni vomissements.

Vers la fin de septembre, au moment où la malade prend un lavement, apparition subite de douleurs abdominales plus violentes. L'hémorrhagie persiste, le ventre augmente de volume, l'appétit se perd.

Au commencement d'octobre, nouvelle recrudescence des douleurs et de l'hémorrhagie, accompagnée, cette fois-ci, non seulement par des nausées, mais aussi par des vomissements de matières filantes et incolores.

Vers la fin d'octobre, l'hémorrhagie cesse, les douleurs diminuent, et, tout en conservant le ventre plus volumineux, des nausées et de la constipation, la malade va mieux.

Trouvant son état stationnaire, la malade entre à l'hôpital.

4 et 5 novembre. — Ventre volumineux (comme chez une femme enceinte de 7 à 8 mois). La percussion donne un son tympanique à la partie supérieure du ventre, un son mat dans la partie inférieure. La palpation peu douloureuse permet de constater à la partie mate une tumeur non fluctuante, paraissant émerger du bassin. Le toucher vaginal fait sentir le col volumineux et mou, porté en avant et un peu à gauche, très remonté, au niveau du bord supérieur du pubis ; en arrière, est une tumeur à concavité antérieure englobant le col ; cette tumeur fait saillie dans le cul-de-sac postérieur du vagin et dans la cloison recto-vaginale ; en certains points, elle présente de la mollesse et une fluctuation manifeste en arrière et un peu à gauche du col.

La palpation combinée avec le toucher, montre bien qu'elle se continue avec la tumeur hypogastrique.

Le 6. M. Robert incise la tumeur sur la cloison recto-vaginale au point où on a constaté de la fluctuation. Il s'écoule un peu de sang fluide, de consistance huileuse, d'une coloration peu foncée et pas de caillots.

Le 7. On pousse lentement dans la poche une injection d'eau tiède ; à peine en a-t-on fait entrer une centaine de grammes, la malade est prise de lipothymie, accuse une douleur vive à l'épigastre ; la face pâlit et exprime la souffrance ; le pouls devient petit et misérable ; frissons, vomissements répétés. Mort à dix heures du soir, douze heures environ après le début des accidents.

Autopsie. — On trouve la partie inférieure de la paroi abdominale infiltrée de sérosité sanguinolente ; le péritoine est épaissi, blanchâtre avec des marbrures noirâtres, violettes et rouges ; le grand épiploon est poisseux, brun marron ; il adhère en haut à la vessie ; il y a un liquide gris jaunâtre peu abondant dans la cavité péritonéale.

Il s'écoule plus tard un liquide sanguinolent, qui peut être évalué à plus d'un litre et qui paraît provenir du foyer sanguin situé en arrière de l'utérus.

Le cul de sac vésico-utérin est libre, mais effacé par l'application de la face antérieure de l'utérus sur la face postérieure de la vessie.

Le fond de l'utérus est relié à une anse de l'intestin grêle et au côlon transverse par des adhérences assez faciles à détruire ; ceux-ci sont de même reliés avec le grand épiploon et l's iliaque, de manière à circonscrire une ouverture irrégulière de cinq centimètres de diamètre, qui conduit dans une cavité pleine de sérosité et de caillots sanguins ayant la consistance de la gelée de groseille, mais plus noirâtres. On y trouvait, en outre, des débris de fœtus, constitués par un pariétal et un membre supérieur et, d'autre part, par le reste du fœtus long de 10 à 12 centimètres.

Le reste de la description des lésions est assez confus ; nous pouvons cependant dire que l'on trouvait dans le ligament large droit une tumeur tapissée d'une membrane polie, lisse (amnios?); dans cette tumeur, qui communiquait avec le kyste sanguin rétro-utérin, se trouvait un placenta.

L'ovaire droit et le pavillon de la trompe du même côté n'ont pu être retrouvés ; la trompe droite était oblitérée à 4 centimètres de la corne utérine correspondante. (Gallard. Loc. cit.)

OBSERVATION VII (résumée).

Hématocèle prise pour un corps fibreux.

Après une suppression des règles de trois mois, douleurs abdominales. — Tumeur rétro-utérine prise pour un corps fibreux. — Selles contenant du sang. — Mort.

Augus. R..., 38 ans, réglée à 14 ans, et ayant vu régulièrement toutes les trois semaines depuis. Elle a eu une couche heureuse, il y a dix-sept ans.

Il y a trois mois, sans cause connue, suppression de règles ; il y a trois semaines, à la troisième époque manquant, la malade éprouve dans le ventre des douleurs assez vives, qui se calment par le repos.

Reprise le 3 mars, elle entre à l'hôpital ; on l'évacue, le 24 mars, dans le service du professeur Stolz : « Au toucher vaginal, on rencontre à « quelques centimètres de la vulve le col de l'utérus qui presse forte- « ment sur la paroi antérieure du vagin. Le col lui-même est ferme, « peu volumineux, mais plus long qu'à l'état normal. Dans le cul-de- « sac postérieur, existe une tumeur volumineuse, saillante et résis- « tante. Elle paraît faire corps avec l'utérus, qu'elle repousse en bas et « en avant, et presse fortement sur le rectum. En touchant par l'anus, « on constate la même tumeur et l'on y trouve un point élastique, qui « pourrait provenir d'un point enkysté ; cependant la fluctuation est « fort douteuse. »

En palpant l'abdomen, on sent une tumeur assez dure, siégeant par- ticulièrement dans la fosse iliaque gauche et semblant s'enfoncer dans le bassin.

Diagnostic. — Corps fibreux développé dans la paroi postérieure de l'utérus et qui renfermerait peut-être un kyste dans son centre.

Le 3 avril. Dans la journée, douleurs du bas-ventre augmentées, avec vomissements sympathiques. Depuis hier, écoulement menstruel plus abondant. On constate au-dessus de l'aine gauche une petite tumeur isolée.

Du 5 au 9. Symptômes douloureux et fièvre plus vive.

Du 9 au 17. Plus ou moins de souffrance suivant les jours ; diarrhée; langue sèche, anorexie, vomituritions.

Le 19. Plusieurs selles involontaires dans lesquelles la malade dit avoir vu du sang. ·

Le 25. Deux selles diarrhéiques depuis la veille, d'une fétidité extrême, d'une coloration brunâtre et au fond du vase on reconnaît des couches manifestes de sang.

Le 26. Deux vomissements et deux selles, qui ont été plus sanglantes ; toux et râles dans la poitrine.

Le 27. Diarrhée séreuse et fétide, quelquefois involontaire ; dyspnée plus marquée.

· Le 29. Grand affaiblissement, ventre tendu, tympanisé ; on peut constater un commencement d'ascite. Tous ces symptômes vont en s'aggravant.

1er mai. Mort.

Autopsie. — A l'ouverture de l'abdomen, écoulement d'un litre d'un liquide séro-purulent, avec quelques fausses membranes. Tous les organes abdominaux sont *soudés par des fausses membranes*, dont la résistance augmente à mesure qu'on approche de la matrice. Dans cette région, elles sont telles *qu'on ne peut séparer les intestins qu'à l'aide du scalpel.*

En détachant le paquet intestinal à gauche, on tombe dans une vaste cavité, *remplie de caillots de sang anciens, noirâtres, mélangés à des détritus putrilagineux,* exhalant une odeur infecte.

Cette cavité est constituée en bas par le cul-de-sac recto-utérin ; sa paroi antérieure est formée par la matrice augmentée légèrement de longueur et les ligaments larges ; la paroi postérieure par le rectum latéralement la tumeur est bornée par les ligaments larges et les ovaires, qui sont englobés par des fausses membranes, de façon à constituer un tout presque inextricable: supérieurement, elle est recouverte par le paquet intestinal et l'épiploon soudés ensemble. Elle est revêtue à l'intérieur par une membrane, *inégale, épaisse, tomenteuse,* d'une coloration foncée, analogue à celle de son contenu. A la partie postérieure, ce kyste communique avec le rectum par deux ouvertures rondes, faites à l'emporte-pièce, de la grandeur d'une pièce de 20 centimes.

En essayant de séparer, par la dissection, les annexes de l'utérus des exsudats qui les englobent, on tombe, à gauche, dans un foyer de pus épais, jaunâtre et crémeux, qui paraît siéger dans l'ovaire gauche. (Observation de *Stolz*, recueillie par M. Hergott, in *Engelhard*. Thèse de Strasbonrg, page 35, 1850.)

OBSERVATION VIII (très résumée).

Hématocèle par reflux sanguin, consécutive à une rétention menstruelle.

Aménorrhée. — Un mois après, symptômes de péritonite. — Deux mois après, péritonite mortelle. — Altérations récentes et anciennes du péritoine.

Franç. Bavoux, âgée de 40 ans, entre à l'hôpital Saint-Antoine, le 13 août 1844, salle Sainte-Marie, 18.

Réglée à 17 ans, voyait toutes les trois semaines pendant trois jours. 7 grossesses : les 5 premières se terminèrent par des avortements du sixième au septième mois. Le dernier accouchement (28 mai 1841) fut long et pénible, mais elle se rétablit promptement.

Depuis cette époque, la santé fut bonne, les époques régulières ; elle se plaint seulement d'une fatigue mal caractérisée.

2 juin. Les règles attendues ne viennent pas et les jours suivants la malade ressent des douleurs qu'elle compare à celles de l'accouchement et qui venaient de la région lombaire à la matrice. Ces douleurs, devenues moins violentes, persistent cependant pendant tout le mois, pour revenir plus fortes au commencement de juillet.

A ce moment, aux douleurs expulsives, viennent se joindre des douleurs violentes, occupant tout l'abdomen, très violentes au niveau du fondement et auxquelles la malade comparera celles que nous lui verrons éprouver peu de jours avant sa mort ; en même temps nausées, vomissements et fièvre. (Sangsues et bains.)

Les douleurs moins fortes persistent et le 20 juillet, étant dans un bain, après une douleur plus violente que d'habitude, elle expulse un caillot membraneux, qui est suivi d'un écoulement sanguin léger, qui s'est continué depuis et qui était composé de sang mêlé à des matières séreuses.

Depuis cette époque, la malade est un peu mieux et peut quitter un peu son lit ; puis elle est reprise de douleurs plus vives, accompagnées de fièvre et d'amaigrissement ; cette recrudescence la décide à entrer à Saint-Antoine.

16 août. Maigreur très prononcée ; face pâle et anxieuse ; appétit presque nul ; pas de nausées, ni de vomissements. L'abdomen, d'un volume normal supérieurement, présente une saillie, une tension à la région hypogastrique et surtout dans les fosses iliaques. La pression y est assez douloureuse, mais on peut cependant déprimer les parois pour

explorer la tumeur. Si on comprime celle-ci, on fait renaître les douleurs qui partent de la région lombaire pour aller vers l'utérus ; ces douleurs existent du reste spontanément et sont remarquables par leur intermittence ; la malade les compare aux dernières douleurs de l'accouchement.

La tumeur occupe toute la partie inférieure du ventre ; elle paraît composée de trois parties distinctes : la gauche, arrondie supérieurement, remonte à 2 pouces au-dessus du ligament de Fallope ; la droite, analogue comme forme, remonte à 1 pouce seulement ; elles sont réunies par une partie médiane, plane, située à 1 travers de doigt au-dessus du pubis. Ces tumeurs, très étendues, ne présentent pas de fluctuation, même en combinant le palper et le toucher.

Le toucher vaginal fait tomber sur le col, qui est abaissé, gros, entrouvert (il laisse passer l'extrémité du doigt) ; il s'échappe par le col une petite quantité de sang sans odeur spéciale, qui suinte continuellement.

L'utérus est très volumineux et enclavé dans le bassin ; on peut cependant le soulever légèrement ; ce mouvement peut se communiquer à la tumeur. Toucher douloureux qui ravive les douleurs.

Le 21. Peu d'amélioration : les douleurs sont toujours aussi vives. La tumeur paraît cependant avoir diminué de volume. M. Piedagnel croit reconnaître de la fluctuation dans la partie gauche de la tumeur seulement.

Le 26. Etat général stationnaire : les douleurs utérines sont aussi vives, mais elles reviennent moins fréquemment depuis que l'écoulement sanguin augmente tous les jours. Les deux portions latérales de la tumeur sont fluctuantes : le col est plus entr'ouvert.

Le 27. A la suite de l'examen de la veille, la malade a éprouvé des douleurs beaucoup plus violentes que d'ordinaire. On ne trouve aucun changement.

Le même jour, vers midi, dans le bain, la malade est tout à coup saisie par des douleurs violentes, qui au début étaient limitées à la partie inférieure du ventre et qui depuis se sont irradiées sur toute son étendue. Après s'être calmées un instant, ces douleurs reviennent intolérables lorsqu'on rapporte la malade sur son lit.

Le soir, la malade présente l'aspect suivant : faciès grippé, agitation continuelle, plaintes incessantes ; désespoir de la malade qui voit dans ces souffrances le retour des accidents éprouvés en juillet. L'abdomen est assez souple même à la partie inférieure où les douleurs sont si atroces, que la moindre pression arrache des cris à la malade. Vomissements répétés des matières albumineuses et verdâtres ; pouls fréquent et petit.

Le 28. Même état et même aspect de la malade que la veille. Décubitus variant à chaque instant ; soif vive ; langue rouge à son limbe ; nausées continuelles et vomissements répétés. Douleurs moins insupportables, mais encore très vives occupant l'abdomen et augmentant par la pression, les mouvements et les inspirations profondes. Les douleurs utérines ne sont qu'à peine senties par la malade. Les tumeurs paraissent dans le même état. Pouls serré, petit et dur (105 à 110), chaleur sèche de la peau.

Le 29. Aggravation ; immobilité absolue et plaintes ; faciès très mauvais ; vomissements incessants ; ballonnement de tout l'abdomen, où se dessinent des anses intestinales distendues. Pouls petit et très fréquent.

Le 30. Affaiblissement général, faciès cadavérique, ballonnement extrême. Mort à midi.

Autopsie. — L'abdomen présente un ballonnement considérable. Adhérences nombreuses reliant le foie, la rate, l'estomac et l'intestin au péritoine pariétal. Ces adhérences sont friables : dans les interstices compris entre la séreuse et les anses intestinales, liquide rouge brun sale.

Le péritoine pariétal et celui qui recouvre les intestins offrent une coloration ardoisée, qui devient beaucoup plus foncée à mesure qu'on descend vers le bassin.

Le détroit supérieur est occupé par une cloison qui divise en deux parties la cavité intra-péritonéale et qui est constituée par la vessie, l'utérus, deux tumeurs ovariques, l'S iliaque, le cæcum et l'intestin grêle ; tous ces organes sont réunis par des adhérences. L'utérus a subi un mouvement de torsion tel que son bord gauche répond au pubis et son bord droit à la symphyse sacro-iliaque droite.

Toute la portion du tube digestif, située au-dessus des anses de l'intestin grêle comprises dans la cloison décrite ci-dessus, est dilatée.

L'utérus est très augmenté comme volume et comme poids : sa cavité est développée et ses parois très épaissies. Le col est le siège d'une hypertrophie encore plus considérable. Il y a environ une once de sang dans la cavité utérine.

Les deux tumeurs que nous avons improprement appelées ovariques sont ainsi constituées : la droite, de la grosseur d'un œuf de poule, est formée par la trompe de Fallope développée et par la face antérieure de l'ovaire qui est réuni au pourtour du pavillon de la trompe par des adhérences absolument solides : la tumeur se romprait avant ces adhérences ; la trompe communique avec la cavité de l'utérus par un trajet de 6 lignes qui permet le passage d'un stylet. La cavité contient un liquide, dont l'aspect rappelle celui du sang mélangé de pus, et des caillots de consistance de gelée de groseille. La tumeur gauche, plus volumineuse, est tapissée de fausses membranes organisées ; elle contient quelques caillots paraissant les uns récents, les autres anciens, et qui nagent dans un liquide brunâtre. Un stylet peut pénétrer de la cavité utérine dans l'intérieur de cette tumeur. La poche est constituée par la trompe dont le pavillon est très dilaté, par le ligament large, par l'ovaire et par des fausses membranes. Nous n'avons pu trouver dans ces fausses membranes la communication de la poche avec la cavité abdominale.

La cavité pelvienne, séparée par les adhérences du reste de l'abdomen, constitue un nouveau kyste plus spacieux, dont la base est formée par les tumeurs ovariques et les circonvolutions intestinales et dont le sommet répond à la réflexion du péritoine sur le rectum. Une cloison incomplète formée en avant par l'utérus, dont le bord du droit regarde en arrière, et en arrière par le rectum, divise cette cavité en deux poches secondaires, contenant, la droite, un liquide rougeâtre et la gauche, un caillot sanguin, représentant un cône tronqué dont la base aurait un pouce de largeur, le sommet un demi-pouce et la hauteur trois pouces. Ce caillot est très solide, très ferme et ne se désagrège pas.

« Les parois de cette cavité sont hérissées de villosités irrégulières, « molles, friables, longues de plusieurs centimètres, implantées sur une « substance qui, par sa couleur, sa consistance, sa texture rappelle un « cartilage et dans laquelle on ne peut distinguer le péritoine qui lui a « donné naissance. Dans aucun point de la poche nous n'avons pu constater l'existence manifeste d'aucun vaisseau dans l'épaisseur du cartilage accidentel. » (*Bernutz* et *Goupil*. Clinique des maladies des femmes. Tome I, pag. 9 et suiv.)

OBSERVATION IX.

Choléra. — Mort. — Hémorrhagie vésiculaire.

Au mois d'octobre 1855, une jeune fille, arrivée le matin à Toulon, est prise du choléra épidémique, et succombe trois heures après son entrée à l'Hôtel-Dieu. Frappé du sang qui tachait sa chemise, je porte mon attention sur les organes génitaux; elle était vierge et avait eu deux vésicules de Graaf rompues: l'une était cicatrisée et offrait un corps jaune; l'autre, placée sur la face postérieure de l'ovaire droit, était vide et injectée intérieurement; en arrière et un peu en dehors du cul-de-sac recto-utérin se trouvait du sang réuni en caillot *du volume d'une cerise*. Les trompes légèrement hypertrophiées contenaient un mucus sale. La muqueuse utérine ramollie, villeuse, laissait par le raclage suinter un peu de sang. (*Puech*, De l'hématocèle péri-utérine et de ses sources. Montpellier. 1858, p. 12.)

OBSERVATION X.

Perforation intestinale. — Hémorrhagie vésiculaire.

Elisabeth P..., âgée de 19 ans et demi, avait ses règles depuis deux jours, lorsqu'elle succomba en trente-six heures à une perforation spon-tanée de l'intestin grêle.

On examine avec soin les organes génitaux, et l'on trouve entre la trompe et l'ovaire gauche du sang concrété et fixé sur le ligament large par un exsudat fibrineux, tandis que sur l'ovaire, il existe en avant et en dedans une vésicule rompue, à parois richement vasculaires. L'une et l'autre trompe, finement injectées, contiennent un mucus sanguino-lent. (*Puech*, d°, p. 13.)

OBSERVATION XI (résumée).

Hémorrhagie cataclysmique par rupture de l'ovaire.

Depuis trois mois, menstruation tous les quinze à vingt jours. — Début subit de péritonite, avec symptômes d'hémorrhagie interne. — Mort trente heures après. — Hémorrhagie intra-abdominale. — Rupture de l'ovaire droit.

Une domestique, âgée de 32 ans, ayant présenté des symptômes de chlorose (règles fréquentes et abondantes, anorexie, etc.), fut prise le 18 janvier 1826, à 11 heures du soir, de coliques dans tout le ventre. Tous les liquides absorbés furent vomis ; à cinq heures du matin, il y eut un peu de calme et la malade dormit plusieurs heures. Elle fut ré-veillée par le retour des coliques, le froid des extrémités inférieures, le hoquet et des sueurs froides.

A dix heures du matin, en arrivant près de la malade, je la trouvais ainsi : face décolorée, traits décomposés, pupilles très dilatées ; mains et pieds couverts de sueurs froides. Ventre tendu, ballonné, brûlant, très sensible au toucher, surtout à l'hypogastre ; il y avait des vomis-sements de mucosités avec défaillance. Pouls petit, concentré, filiforme, devenant irrégulier pendant les douleurs.

Je recommandais l'application de 40 sangsues.

Le soir, j'appris que les sangsues n'avaient pas coulé, et je trouvais la malade plus calme, se disant mieux. Le pouls avait disparu ; les pieds, les jambes et les cuisses étaient glacés. La malade mourut à deux heures du matin.

Autopsie. — A l'ouverture de l'abdomen, il s'écoula à peu près trois pintes de sang noir. Le péritoine, l'estomac et l'intestin étaient sains. N'ayant pas trouvé de gros vaisseaux rompus, je voulus rechercher la matrice ; pour parvenir jusqu'à elle, je traversai un corps mollasse que je reconnus pour un caillot assez ferme, de la grosseur des deux poings. La matrice et l'ovaire droit étaient normaux. Il n'en était pas de même de l'ovaire gauche, qui avait acquis le volume d'un gros œuf de poule, était noir, enflammé et présentait une scissure profonde de laquelle sortait par la pression un sang noir, analogue à celui qui était épanché dans l'abdomen. Le tissu parenchymateux de cet ovaire ressemblait parfaitement à celui de la rate d'un individu mort du scorbut. (*Drecq.* de Moulins. Journal universel des sciences médicales, 1826, tome XLII, p. 361.)

OBSERVATION XII.

Hématocèle consécutive à la rupture d'une grossesse tubaire.

Une femme de 20 ans, reçue à l'hôpital de Guy, à Londres, présentait des symptômes qu'on ne savait à quoi rapporter, quoiqu'on vit bien qu'ils ne dépendaient de la désorganisation d'aucun viscère de la poitrine et de l'abdomen. La maladie datait de six mois, elle avait pris depuis trois semaines un caractère plus violent. Le symptôme le plus constant était une évacuation fréquente d'une substance coagulée, brune. Il y avait aussi de la dyspnée, et assez souvent une insensibilité de l'abdomen. La malade mourut dix-sept jours après son entrée à l'hôpital. A l'autopsie, on trouva dans l'abdomen *de nombreuses adhérences* qu'on reconnaissait pour être plus ou moins anciennes les unes que les autres. Dans le côté gauche de la région inférieure de cette cavité, les adhérences étaient *si nombreuses et si étendues* qu'elles circonscrivaient une *cavité complète* entre la courbure iliaque du côlon, le rectum, la vessie et les parois antérieures et latérales de l'abdomen, cavité dans laquelle se trouvait un fœtus bien conformé, d'environ trois mois, avec son placenta. Cette cavité communiquait par deux ouvertures avec le rectum et la courbure iliaque du côlon. L'utérus était sain et sans vestige d'épichorion ; l'une des trompes formait un sac à parois minces, déchirées et affaissées sur elles-mêmes, traces évidentes du séjour dans lequel s'était antérieurement développé le fœtus. (Observation extraite du Journal des Connaissances médico-chirurgicales, t. V, p. 6: Des grossesses extra-utérines par Dezeimeris; indiquée comme provenant de *Bright*. (Froriep's notizen aus dem Gebiete der natur und Heilkunde, t. XXIV et Kleinert's repertorium, avril 1830, p. 94.)

OBSERVATION XIII (résumée).

Hématocèle par hémorrhagie tubaire ou par reflux sanguin.

La nommée C...., 38 ans, salle Sainte-Claire, n° 11, hôpital Lariboisière, service de M. Oulmont, réglée à 14 ans, sans accidents; enfant il y a treize ans. Pas de maladies antérieures.

Malade depuis deux mois et demi. Dix jours après une époque menstruelle, métrorrhagie qui dure une vingtaine de jours : sang tantôt liquide, tantôt en caillots, et dans ce cas, il y avait des coliques internes. Vers le vingtième jour (époque menstruelle) douleurs hypogastriques violentes; la malade se tord dans son lit; ni frissons, ni vomissements, ni fièvre. Deux jours après, la malade s'aperçoit de l'existence d'une tumeur hypogastrique, moins grosse que celle qu'elle a actuellement. La perte s'est arrêtée quelques jours, puis a repris comme avant.

Affaiblissement, maigreur et pâleur marquée; constipation habituelle ; miction fréquente et difficile.

17 août 1857. Ventre arrondi, assez douloureux à la pression. La palpation fait constater deux tumeurs : l'une à gauche, remonte jusqu'au niveau de l'ombilic et plonge par son extrémité inférieure dans le bassin, où elle se réunit avec celle du côté opposé ; cette tumeur offre une dureté considérable, analogue à celle du cartilage. L'autre tumeur, à droite, offre une forme et une disposition analogue ; elle est moins volumineuse. Matité absolue à la percussion à leur niveau. Au toucher vaginal, on trouve une tumeur ronde, médiocrement dure, faisant saillir la partie postérieure du vagin et oblitérant presque ce conduit. Le col de l'utérus, sain, entr'ouvert, est rejeté en avant et en haut.

Le 27. *Époque cataméniale*. Les règles ne paraissent pas.

Le 29. La malade a éprouvé hier de grandes douleurs abdominales, avec envie d'aller à la selle, sans résultat.

Le 30. Œdème prononcé du membre inférieur gauche ; la jambe droite est légèrement tuméfiée. Il semble que les deux lobes de la tumeur abdominale ont diminué de volume.

2 septembre. La tumeur droite a sensiblement diminué de volume et n'est plus douloureuse, l'autre est douloureuse et n'a pas varié.

Le 4. La tumeur vaginale est moins pâteuse que les premiers jours.

Le 10. Nausées; un peu de diarrhée; pas de fièvre.

11 au 14. La diarrhée persiste.

Le 14. La tumeur vaginale paraît au toucher aussi volumineuse, mais elle est molle et presque fluctuante.

Le 18. La tumeur gauche a sensiblement diminué, elle est plus arrondie supérieurement; pas de diarrhée depuis la veille.

Le 21. Diarrhée très forte hier ; les matières évacuées consistent en un mélange glaireux, ne contenant pas de sang, avec un ténesme très prononcé.

Le 23. La tumeur que l'on sentait à gauche a disparu presque complètement. La tumeur vaginale est remplacée par un petit noyau dur en arrière et à gauche du col: pas de fièvre: la diarrhée persiste avec un peu de sang.

Les 27, 28 et 29. La diarrhée continue dans les mêmes conditions.

3 octobre. La diarrhée est terminée ; les tumeurs abdominales ont absolument disparu.

Le 6. Il persiste une faiblesse considérable: la malade accuse une douleur à la fesse gauche, qui est dure, rouge, tuméfiée, douloureuse à la pression.

Le 10. La malade passe en chirurgie: phlegmon diffus de la fesse, largement ouvert par M. Chassaignac. Suppuration considérable, affaiblissement de la malade, fièvre hectique et mort le 20 octobre.

Autopsie. — On trouve en arrière de l'utérus, qui présente un aspect normal, des adhérences qui réunissent sa partie supérieure au rectum et à la partie inférieure de l'S iliaque, à la demi-circonférence du détroit du bassin et à une anse de l'intestin grêle; en les détruisant on pénètre dans une cavité rétro-utérine.

A l'angle gauche de l'utérus il est une petite tumeur qui se continue d'un côté avec la trompe, de l'autre se perd dans les adhérences péritonéales.

La cavité rétro-utérine, dont nous avons donné les limites supérieures, est bornée en bas par le cul-de-sac péritonéal, on y reconnaît trois culs-de-sac principaux correspondant à la tumeur vaginale et aux deux tumeurs hypogastriques; cette cavité présente quelques cloisonnements incomplets; elle contient un liquide gris noirâtre, analogue à de la suie délayée, et dans lequel le microscope nous a fait reconnaître les éléments altérés du sang.

En incisant la petite tumeur qui siège à l'angle gauche de l'utérus, on arrive dans une petite cavité contenant un liquide analogue. La partie antéro-interne, en entonnoir, communique avec l'utérus par un pertuis qui admet une soie de sanglier. On peut faire pénétrer un stylet par la partie postérieure de cette cavité dans le kyste sanguin rétro-utérin.

La trompe droite présente une lésion analogue mais beaucoup moins prononcée.

Le rectum a quelques ulcérations dysentériques superficielles en voie de réparation ; ces ulcérations gris-ardoise, finement injectées, n'intéressent que la muqueuse. (*Heurtaux*, observ. publiée dans la thèse de A. Voisin, obs. XII, p. 116, reproduite par M. *Oulmont* dans le Bulletin de la Société médicale des hôpitaux, t. IV, pag. 26. avril 1859.)

OBSERVATION XIV.

Hémorrhagie cataclysmique par hémorrhagie tubaire?

Rougeole. — Ecoulement sanguin par la vulve. — Péritonite très intense. — Mort. — Epanchement de 500 grammes de sang dans le bassin, communiquant par l'orifice abdominal de la trompe gauche avec un épanchement sanguin intra-tubaire de 60 grammes environ.

Nous devons aussi mentionner ici le cas d'une jeune fille, âgée de 22 ans, affectée de rougeole, qui mourut immédiatement après l'arrivée des règles, avec tous les symptômes d'une péritonite très intense, et chez laquelle, à l'autopsie, on ne reconnut aucune autre cause possible de la mort qu'une hémorrhagie dans la trompe gauche. Cette dernière avait l'épaisseur du doigt indicateur, était très distendue, présentait une coloration d'un rouge bleuâtre, à cause du sang que l'on reconnaissait à travers les parois, et elle contenait, comme l'on put s'en convaincre en l'ouvrant, environ 60 grammes de sang, moitié liquide, moitié coagulé ; qui communiquait par l'orifice abdominal avec un épanchement sanguin d'environ 500 grammes, presque tout coagulé, qui était situé dans la cavité du bassin. Rokitansky décrit dans son Anatomie pathologique des cas pareils terminés également par la mort. (*De Scanzoni*, traduit. franç. Hémorrhagie dans le canal des trompes, p. 312, Paris 1858, in traité pratique des maladies des organes sexuels de la femme.)

OBSERVATION XV.

Scarlatine ayant amené la mort pendant les règles.

Une jeune fille de 20 ans mourut à l'Hôtel-Dieu de Nantes au septième jour d'une scarlatine, en avril 1856 ; elle avait ses règles pendant la durée de cette maladie.

Autopsie. L'utérus était un peu plus volumineux qu'à l'état normal. Sa cavité, augmentée dans toute son étendue, était entièrement remplie par un caillot sanguin, qui s'étendait jusqu'à l'orifice interne du col et se prolongeait dans les deux trompes. La membrane muqueuse de la cavité du corps était rouge et légèrement tuméfiée. L'état de l'utérus indiquait qu'il n'y avait jamais eu de grossesse.

Les trompes contenaient l'une et l'autre un caillot sanguin continu au caillot de la cavité utérine. Ce long caillot se prolongeait jusqu'à 2 ou 3 centimètres du pavillon. La membrane muqueuse des trompes ne présentait ni gonflement, ni rougeur appréciable.

Les pavillons des trompes étaient librement ouverts, les deux trompes d'ailleurs, à l'état sain et bien conformées dans toute leur étendue.

Dans son trajet au travers la paroi interne, le canal de chaque trompe avait au moins un millimètre et demi de diamètre. Il conservait la même largeur jusquà deux centimètres en dehors de l'utérus. Dans toute cette portion étroite, il était entièrement rempli par le caillot sanguin. Puis le canal de la trompe acquérait deux millimètres et bientôt trois millimètres de largeur ; le caillot sanguin, quoique plus gros que dans la portion interne de la trompe, ne la remplissait pas aussi complètement et allait se terminer par une extrémité filiforme dans la partie la plus large de la trompe.

Il n'y avait pas une goutte de sang épanché dans l'abdomen.

L'ovaire gauche présentait une vésicule de Graaf assez grosse remplie par un caillot sanguin, et était véritablement celle qui correspondait aux dernières règles. (*Hélie* (de Nantes). Loc. cit).

OBSERVATION XVI.

Variole hémorrhagique.

Une femme de 27 ans, mariée, mère d'un enfant, forte, grasse, très bien portante, est frappée de la variole, le 26 novembre 1852.

Au début, elle a eu de la céphalalgie et surtout des douleurs de reins avec 7 à 8 vomissements. Examinée à son entrée à l'hôpital, le 28 novembre, la malade, qui avait eu ses règles depuis quinze jours, se plaignait d'une douleur atroce dans le bas de la région lombaire et vers le sacrum. Elle se roulait sur son lit en poussant des cris.

Le 29, il est survenu une éruption exanthématique mal caractérisée qui a fait hésiter entre une variole et une rougeole. La persistance des douleurs dans la région sacrée a fait pratiquer le toucher vaginal, qui n'a rien appris. Enfin, la malade, dans la soirée et la nuit du 30 novembre au 1er décembre, a été prise d'une perte utérine abondante, et elle a succombé presque subitement dans la soirée du premier décembre.

Autopsie. La rigidité cadavérique était faible trente-six heures après la mort; le corps était chargé de graisse; la peau offre quelques traces jaunâtres de l'éruption avec quelques petites élevures à peine sensibles au doigt. On compte ainsi une dizaine d'ecchymoses de la largeur d'une lentille, violacées, situées sur les bras, la partie antérieure de l'abdomen et les fesses.

Utérus. Cet organe est gros, volumineux, quoique de prime abord il paraisse à l'état sain. Il est long de 0,08 et large de 0,055 entre l'origine des deux trompes. Fendu avec précaution, il présente des parois épaisses de plus de 0,015 et une cavité pleine de caillots sanguins. Ceux-ci, enlevés à l'aide d'un filet d'eau, on constate que la muqueuse utérine est saine, excepté au fond de l'organe, où elle est violacée, épaissie, infiltrée de sang; en ce point il est resté un caillot qui se prolonge dans l'orifice tubaire gauche.

Trompes. Elles sont toutes les deux de la grosseur du petit doigt et paraissent violacées, pleines de sang à travers leurs enveloppes. Fendues dans leur longueur, elles sont, en effet, remplies par un gros caillot vermiculaire. Il n'y a pas une goutte de sang ni de sérosté dans le péritoine. L'hémorrhagie tubaire (1) s'est écoulée par l'utérus, ainsi que le prouve la continuité du caillot tubaire avec celui mentionné dans le fond de la cavité utérine (*Laboulbène*, observation présentée à la Société de biologie en 1852. Extraite du mémoire d'Hélie (de Nantes).

(1) M. Hélie (de Nantes) fait remarquer dans son Mémoire que l'état de la muqueuse des trompes n'est pas indiqué, qu'il était donc probablement sain ; qu'il est plus raisonnable de penser que l'hémorrhagie provenait de la muqueuse utérine, qui présentait des lésions manifestes et avait reflué dans la trompes. Il repousse donc ainsi l'opinion du Professeur Laboulbène.

M. Jousset.   9

OBSERVATION XVII (résumée).

Avortement compliqué de métrorrhagie avec reflux sanguin dans les trompes.

Ictère grave survenu au cinquième mois d'une quatrième grossesse, avortement, métrorrhagie considérable avant et après la délivrance. — Coma. — Mort douze heures après la fausse couche. — Cavité utérine remplie par un caillot sanguin qui se continue de chaque côté dans l'orifice des trompes et se prolonge dans la cavité de chacun des oviductes droit et gauche, jusqu'à moitié à peu près de leur longueur, où il se termine par une extrémité affilée. — Muqueuse tubaire saine, tandis que celle de l'utérus et des ostiium uterinum est toute villeuse, ecchymosée en certains points.

Victoire R..., 28 ans, entre dans le service de M. Lasègue, salle Saint-Jean, 3, à Saint-Antoine; elle présente depuis trois jours des accidents caractéristiques de l'ictère grave.

Mariée depuis quatre ans, elle a eu trois enfants et elle est actuellement enceinte pour la quatrième fois, de cinq mois environ.

Elle a eu une frayeur il y a un mois ; depuis plusieurs fois, des douleurs au niveau du foie. La jaunisse a commencée à paraître le 8 avril. Le 9, accès de fièvre le soir. Le 10, le soir elle est couchée, absorbée et, dans la nuit, alternatives de frissons et de chaleur. Le 11, au matin vomissements bilieux.

11 avril, à son entrée, la malade est dans le décubitus dorsal, tantôt dans un calme absolu, tantôt dans une agitation marquée après laquelle elle retombe dans le coma. Elle ne répond pas et paraît insensible ; les pupilles sont dilatées, un peu contractiles. Teinte ictérique générale, plus marquée aux conjonctives et à la muqueuse buccale ; il existe quelques ecchymoses (bras droit, lèvre inférieure). Diminution du volume du foie. Pouls : 80-85 pulsations.

La nuit, la malade a plusieurs vomissements de sang très abondants. Vers 2 heures du matin, fausse couche. Après l'expulsion du fœtus, pendant et après la délivrance, perte de sang rouge en abondance par la vulve. Coma absolu ; nouvelle perte le matin, mais on n'a pu déterminer si elle provenait de l'utérus ou de la vessie, comme l'autopsie tendrait à le faire supposer.

12 Avril. Coma absolu, mort à 2 heures.

Autopsie. — Le foie, diminué de volume, ne pèse que 815 grammes et présente à l'œil nu et au microscope les lésions caractéristiques.

L'estomac et la vessie contiennent du sang ; il y a une infiltration sanguine dans la capsule adipeuse des reins.

L'utérus à 0,19 de hauteur; la surface interne présente l'insertion
placentaire normale, elle est villeuse dans le reste de son étendue. La
cavité est remplie de caillots sanguins noirâtres, qui offrent cette par-
ticularité de se continuer à droite et à gauche dans l'orifice des trompes
et s'étendent dans la cavité des deux oviductes, jusqu'à moitié de leur
longueur, où ils se terminent par une extrémité effilée. La moitié externe
des trompes est moins volumineuse que la partie interne. Les parois
sont saines ; la muqueuse ne présente d'injection qu'au niveau de l'ostium utérinum, où elle est ecchymosée et ramollie. La face péritonéale
des trompes est normale, sauf à la partie correspondant à leur insertion
sur l'utérus, où on voit une injection vasculaire fine et encore quelques
points ecchymotiques à gauche.

Le péritoine contenait un peu de sérosité rougeâtre. (*Proust*, in
Bernutz et Goupil, clinique médicale des maladies des femmes, t. I.,
p. 435 et suiv., en note.)

OBSERVATION XVIII.

*Avortement, purpura; reflux du sang par les trompes dans la cavité
abdominale.*

Le 12 novembre 1839, j'ai lu, à la Société royale de médecine et de
chirurgie, une note dans laquelle j'ai donné des détails relatifs à un
cas d'hémorrhagie utérine dans lequel le sang s'était échappé à travers
les trompes de Fallope (voy. Lancet, vol. I, 1839-40, p. 327). Comme
ce titre a été regardé par quelques-uns comme incomplètement établi
par les faits observés, j'ai cru convenable de le modifier, mais en faisant remarquer en même temps qu'il exprime l'opinion de tous ceux
qui ont été à même de connaître exactement ce fait. Je pense que les
détails de ce cas intéressant qui n'ont été donnés dans aucun journal ne
sont pas sans importance pour la pratique.

Une jeune femme, âgée de 22 ans, devint enceinte pour la seconde
fois et avorte vers le sixième mois de la grossesse ; l'avortement fut
suivi d'une attaque de purpura et amena une si extrême prostration
que toutes les tentatives faites pour ranimer la malade furent inutiles et
qu'elle mourut cinq jours après la fausse couche. Aucune note n'ayant
été prise des symptômes, je ne puis les décrire avec exactitude, mais il
est important de mentionner qu'il y eut une douleur violente dans
l'abdomen et un vomissement excessif, qui ne put être modéré.

La malade reçut les soins du Dr Miller, de M. Gibson (de Chemlsford) et de mon père ; j'ai fait l'autopsie en leur présence.

La peau était abondamment marquée de taches de purpura de différentes grandeurs et nombreuses surtout à la face ; la muqueuse de l'estomac et des intestins en était partout couverte, et le péritoine et la plèvre en présentaient quelques-unes. Le cœur, les poumons et le foie paraissaient beaucoup plus pâles que de coutume et semblaient presque exsangues. L'état de ces organes peut-être considéré comme l'expression de l'état général de l'économie. Le sang contenu dans le cœur était très diffluent et l'on n'y découvrait aucune trace de coagulum.

Une grande quantité de sang était épanchée dans l'abdomen et le bassin ; la plus grande partie était coagulée, mais il y en avait une certaine quantité à l'état fluide. Aussi ne fut-il pas possible de soupçonner d'où s'était échappé le sang jusqu'à ce que le bassin eut été examiné et que l'on eût vu un coagulum sanguin solide, faisant saillie hors de l'extrémité évasée des trompes de Fallope, d'où il était évident qu'il avait été expulsé. Les trompes elles-mêmes étaient remplies de sang, qui les avait considérablement dilatées jusqu'à une petite distance de l'utérus, où ce conduit n'avait pu se prêter à une aussi grande distension.

M. C. Simpson, dans un dessin que je dois à son obligeance a très habilement représenté la distension, l'état sinueux d'une des trompes et l'apparence du caillot qui en sort. Ce caillot présente de remarquable des étranglements, qui lui donnent un aspect en quelque sorte lobulé, et qui ont été produits par la contraction exercée sur lui pendant son passage à travers la trompe. L'autre trompe, dont le dessin n'a pas été donné, offrait exactement le même aspect que celle qui a été représentée.

La plus grande partie du sang, qui a été trouvé, s'est écoulée à travers les trompes de fallope, probablement à l'état fluide ; mais celui qui était en rapport avec leurs extrémités doit avoir été coagulé, ou à peu près, avant sa sortie de la trompe ; et cela n'est pas une simple conjecture, mais un fait établi par l'examen de la forme du caillot.

L'utérus était d'un volume plus petit, qu'il ne l'est d'habitude une semaine après la délivrance. Sa cavité ne présentait rien de remarquable, si ce n'est un caillot sanguin qui occupait une partie de la cavité du col et était situé en partie à son orifice. La portion embrassée par le col semblait avoir été comprimée et était de forme allongée W. *Fred. Barlow.* Cas d'hémorrhagie utérine dans lequel le sang s'est échappé très probablement à travers la trompe de Fallope. *The London and Edinburgh monthly Journal,* 1841, page 877.)

OBSERVATION XIX (inédite) (1).

Hémorrhagie cataclysmique dans le cours d'une variole.

Femme de 36 ans, non revaccinée, alcoolique.

Huit jours avant le début de la variole, règles normales comme date et comme quantité.

Le 27 mars 1880. Début par céphalalgie, frissons, rachialgie, fièvre vive.

Le 30. Eruption cohérente discrète ; en même temps métrorrhagie abondante ; sang noir et en caillots. La perte continue, malgré les injections sous-cutanées d'ergotine, et se prolonge, quoique moins abonbantc, jusqu'à la mort.

Le 3 avril, l'éruption devient hémorrhagique ; pas de pétéchies, mais petits épanchements sanguins dans les pustules déjà formées.

Pas d'hématurie, ni d'épistaxis, ni d'hémoptysie.

Adynamie, aggravation rapide : mort le 4 avril.

Autopsie. — Lésions viscérales habituelles de la variole hémorrhagique ; en outre :

Dans le petit bassin, sang épanché, *libre*, en caillots homogènes, rouge noir, dans les interstices des anses intestinales et des organes pelviens.

Ablation des organes génitaux. L'utérus présente un col entr'ouvert, fendu transversalement comme le col d'une femme ayant eu des enfants. La surface interne est saine, ne présente ni dilatation, ni trace d'insertion placentaire. La muqueuse du col est teinte en rouge noir, en contact avec un gros caillot engagé dans le col. La muqueuse du corps est normale et ne renferme aucun caillot.

Les trompes sont saines, simplement colorées en rouge foncé par imbibition de voisinage.

Le fond de l'utérus est en rétroversion. A partir d'un centimètre au dessous de sa ligne de sommet, il adhère au rectum par des fausses membranes épaisses, résistantes, évidemment anciennes, lisses et polies à leur surface. Le cul-de-sac rétro-utérin est en grande partie comblé,

Les deux ovaires sont en rétroflexion, fixés de chaque côté sur les parties latérales de la face postérieure de l'utérus. L'un d'eux présente

(1) Communiquée par mon cher collègue et ami A. Chauffard.

un follicule de Graaf récemment rompu et distendu par un caillot gelée de groseille, du volume d'un pois.

En incisant de haut en bas les fausses membranes, qui relient l'utérus au rectum, on trouve dans leur épaisseur, et nettement séparés par des cloisons fibreuses, trois foyers hémorrhagiques tout récents, à caillots noirs et homogènes, irréguliers comme forme, et du volume d'une fève ou d'un haricot environ.

Latéralement, au-dessous d'un des ovaires, cavité kystique du volume d'une noisette, à parois lisses et demi-transparentes, contenant un liquide citrin. Dans la cavité, fait saillie un petit kyste analogue, mais moins développé et gros comme un pois (petits kystes para-ovariques ? ou loges de pelvi-péritonite ?).

D'où provenait le sang épanché à la surface des organes pelviens ? Pas de ruptures vasculaires appréciables. Transsudation sanguine ?

OBSERVATION XX.

Hématomes péri-utérins.

Le 5 février 1862, entre à l'hôpital de Lubeck, J. B..., âgée de 38 ans, veuve, n'ayant eu qu'un enfant, venu dans de bonnes conditions ; la santé de cette femme a été habituellement assez mauvaise, cependant ce n'est que depuis six ans qu'elle a ressenti des douleurs d'estomac et qu'elle a eu des hématémèses, que les résultats de l'autopsie permettent d'attribuer à un ulcère simple de la petite courbure de l'estomac. La menstruation établie à quatorze ans et qui était normale, si ce n'est qu'elle était depuis assez longtemps suivie de flueurs blanches, a cessé de se produire au mois d'août dernier, lorsque cette femme était déjà malade depuis plusieurs mois ; malheureusement l'auteur de l'observation n'a pas cherché à déterminer à quelle phase de la maladie a correspondu la cessation des règles.

Cette femme raconte qu'elle a été prise au mois de mai 1861 d'une diarrhée assez rebelle, dont elle était convalescente depuis quelques jours seulement, lorsqu'elle fut affectée d'une pleurésie droite, qui suivit son cours normal et qui fut bientôt remplacée par une strangurie intense accompagnée de diarrhée intermittente, de coliques et de vomissements. Elle s'alita, s'amaigrit de plus en plus, en proie à un mouvement fébrile (le pouls variant de 88 à 100) qui s'accompagnait de sueurs nocturnes très abondantes. Elle est en traitement depuis trois mois.

A son entrée à l'hôpital, cette malade, profondément amaigrie, d'un aspect cachectique, se plaignait de douleurs très vives dans le ventre quand elle fait le moindre mouvement ; elle ne peut supporter que le décubitus dorsal ; elle dort peu, mais elle n'a pas de céphalalgie. Le ventre est ballonné ; cependant la palpation abdominale, que rendent très difficile les douleurs qu'elle suscite, ne présente rien d'anormal. L'exploration vaginale n'a pas été faite. Bon appétit, soif intense, régurgitations, les selles irrégulières, non diarrhéiques dans ces derniers temps, contiennent du mucus d'une couleur brunâtre. La miction est douloureuse; les urines troubles, jaunes, contiennent de la graisse et de l'épithélium vésical. L'exploration de la poitrine faite avec le plus grand soin permet de reconnaître les signes d'une tuberculisation au premier degré, bien que la malade ne tousse pas ; 25 respirations ; rien du côté du cœur, 92 pulsations ; peau moite, température normale, sueurs profuses la nuit.

Marche de la maladie. — Le traitement, consistant en potions opiacées et cataplasmes sur le ventre, ne diminue que faiblement les douleurs abdominales et celles de la miction. Les selles d'égale quantité, d'abord en forme de purée, étaient ensuite en masses moulées. La malade, sous l'influence du progrès de la phthisie pulmonaire, va s'affaiblissant de plus en plus et meurt le 4 mars au milieu d'une dyspnée intense.

Autopsie. — Adhérences au sommet des poumons. Au niveau, le tissu pulmonaire, coloré en noir, est rempli de cavernes autour desquelles il y a de l'infiltration tuberculeuse. Sur la petite courbure de l'estomac, les couches muqueuses et séreuses présentent des cicatrices étoilées. Dans le tube intestinal et particulièrement au cœcum, on trouve des abcès tuberculeux ; dans la partie inférieure de la cavité abdominale il y a un liquide trouble, séreux et sanguinolent, qui remplit surtout le bassin. Le péritoine viscéral est tacheté et présente des lignes épaisses de couleur noirâtre.

A la paroi antérieure et postérieure et même jusqu'au fond de l'utérus, on a trouvé une tumeur sanguine adhérente ayant une couleur à la fois rouge et jaunâtre. A un examen plus minutieux, ces tumeurs sanguines, placées en avant et en arrière de l'utérus, se laissaient détacher en lamelles isolées, entre lesquelles se trouvaient des débris de sang à différents degrés de transformation. Sur les côtés de la tumeur et couchées sur la séreuse, on trouvait des fausses membranes de diverses grandeurs. Celles-ci laissaient voir entre elles des masses sanguines, comme celles qui étaient interposées aux lamelles néo-membraneuses adhérentes à l'utérus ; les fausses membranes étaient, en outre, entourées d'un réseau capillaire.

L'utérus porté en avant a 0,10 de hauteur, 0,042 de largeur ; il est vide. Le col est violet et rougeâtre. Derrière l'utérus on voit l'ovaire gauche ayant la grosseur d'une pomme, qui est rempli d'un liquide très clair ; la surface présente quelques dépressions et des taches pigmentaires. La trompe correspondante mesurait 0,11 et était normale. La droite de 0,09 de longueur adhérait par son milieu à l'ovaire droit, qui était lisse, un peu pâle. La vessie contractée retient une quantité assez abondante d'urine trouble. La muqueuse est hyperhémiée. (Ferber. Archiv. der Heilkunde, 8e année, 5e livraison, 1862. — La rédaction de l'observation que nous reproduisons a été un peu arrangée et publiée par M. Bernutz, dans son mémoire sur l'hématocèle utérine symptomatique d'une pachy-pelvi-péritonite hémorrhagique, p. 41.)

OBSERVATION XXI (1).

Hematocèle consécutive à une pelvi-péritonite.

Dysménorrhée. — Première suppression menstruelle, application de sangsues rétablissement du flux. — Au mois suivant, nouvelle suppression. — Entrée de la malade à l'hôpital, ou l'on constate l'existence d'une hématocèle récente. — A la période menstruelle suivante, augmentation de la tumeur. — Fièvre. — Traitement homœopathique. — Amélioration momentanée, suivie de la manifestation d'un flux diarrhéïque. — Diarrhée colliquative. — Mort. — Kyste sanguin intra-péritonéal en rapport avec l'ovaire gauche. — Ovaire sain.

La femme Serv..., âgée de 25 ans, mariée, n'ayant jamais eu de grossesse, habitait Paris depuis deux ans. Pendant les quatre premiers mois de son séjour, sa menstruation fut régulière, mais au bout de ce temps des phénomènes morbides de diverse nature se manifestèrent à chaque époque menstruelle. L'apparition des règles était précédée de douleurs plus ou moins vives, le sang était en caillot, et il continuait à couler souvent pendant le cours du mois. Depuis plusieurs mois, l'écoulement des règles était précédé de vomissements de sang ayant un rapport manifeste avec l'excrétion menstruelle. Plus ses vomissements avaient été copieux, moins longue était la durée et moins grande était l'abondance des règles et vice versa.

Au mois de septembre 1854, ces troubles de la menstruation devinrent plus graves que de coutume et la malade consulta alors M. Blot. Elle assurait ne pas s'être mise dans le cas de devenir enceinte depuis plus de quatre ou cinq mois et cependant ses règles ne venaient pas,

mais les douleurs qui précèdent d'habitude leur apparition étaient alors
si grandes que notre collègue jugea à propos de prescrire quinze sangsues à l'hypogastre. Leur application fut suivie d'un soulagement notable, les douleurs cessèrent presque complètement, le flux sanguin se
rétablit et la malade put au bout de quelques jours reprendre ses occupations. Elle avait été examinée avec assez d'attention par M. Blot, pour
qu'il ait pu nous affirmer qu'elle ne présentait pas alors de tumeur dans
le voisinage de l'utérus. Mais, trois semaines plus tard, de nouveaux
accidents semblables aux précédents se produisirent et il l'engagea à
entrer à l'hôpital Beaujon dans le service de M. Tessier, qui était alors
dirigé par M. Lallier et dont M. Tassel était l'interne. Elle resta dans
ce service depuis le 24 septembre jusqu'au 20 décembre et, dès les premiers jours qui suivirent son entrée, on constate l'existence d'une
tumeur dans le voisinage de l'utérus. Cette tumeur, saillante à l'hypogastre, avait le volume du poing environ, elle était située, non pas sur
la ligne médiane, mais inclinée à droite sans cependant se porter dans
a fosse iliaque. On la sentait se prolonger très manifestement dans
l'excavation pelvienne. Par le toucher vaginal, on arrivait très difficilement sur le col de l'utérus, qui était porté fortement en haut et en
avant derrière la symphyse du pubis, sur laquelle il s'appliquait en
comprimant la vessie. L'utérus n'avait pas sensiblement augmenté de
volume, mais il était immobile et comme enclavé ; en arrière de lui, on
sentait proéminer dans le cul-de-sac vaginal postérieur une tumeur se
continuant avec celle qui existait à l'hypogastre, ce dont on a pu s'assu-
rer en combinant le palper hypogastrique avec le toucher vaginal. Cette
tumeur située en arrière et à gauche de l'utérus en était parfaitement
indépendante ; sans présenter une fluctuation manifeste, elle ne paraissait pas être constituée par un corps solide ; elle était renittente. Par le
toucher rectal, on s'est assuré que la tumeur était située en avant du
rectum, qu'elle comprimait dans le sens antéro-postérieur. A cette
époque, la malade accusait des douleurs vives dans le bas-ventre, dans
les reins, et perdait presque continuellement des caillots de sang par la
vulve ; l'état général était satisfaisant. Le traitement consista en bains,
cataplasmes, sangsues et purgatifs salins par intervalle pendant trois
semaines environ ; puis M. Lallier ayant quitté le service, le traitement
fut supprimé par M. Tessier, qui institua un traitement homœopathique.
(Il est à noter que le retour de M. Tessier a eu lieu à une date correspondant à peu près à l'époque menstruelle, trois semaines environ
après le début de l'hématocèle.) La fièvre s'alluma ; la tumeur aug-
menta rapidement de volume, elle devint excessivement douloureuse au
toucher ; les douleurs s'exaspéraient aux plus légers mouvements de la
malade ; la constipation devint opiniâtre, et la défécation extrêmement

douloureuse ne pouvait se faire qu'à l'aide de lavements ; mais, lorsque le rectum avait été vidé, il survenait un soulagement très notable dans l'état de cette malheureuse femme.

La tumeur avait atteint et même dépassé l'ombilic, lorsque l'état général devint réellement alarmant : la fièvre était continue ; il y avait de l'inappétence des vomissements et toute la région hypogastrique était douloureuse au moindre contact. Les choses étaient dans cet état, lorsqu'au commencement de décembre, sans qu'aucun traitement fût employé, on remarqua une amélioration très sensible dans tous les symptômes : la fièvre cessa, la tumeur devint bien moins douloureuse et diminua au point de ne plus s'élever qu'à trois travers de doigt au dessous de l'ombilic, qu'elle dépassait précédemment. La malade put se lever, mais cette amélioration ne se soutint pas ; les douleurs reparurent ainsi que la fièvre à accès irréguliers, revenant presque tous les soirs. La constipation fut remplacée par la diarrhée ; il y avait déjà un peu de stupeur, lorsque la malade demanda à sortir de l'hôpital Beaujon vers le mois de décembre. Trois jours après, elle prend chez elle 60 gr. d'huile de ricin, qui lui sont prescrits on ne sait par qui ni dans quel but ; et, son état empirant, elle se décide à entrer à l'Hôtel-Dieu le 5 janvier 1855. C'est depuis cette époque qu'elle a été soumise à l'observation de M. Bouvyer et c'est de lui seulement que nous pouvons avoir les détails qui suivent :

La malade, considérablement amaigrie, est dans un état marqué de prostration et de stupeur ; elle répond avec lenteur et difficulté aux questions qu'on lui adresse. Elle a de l'insomnie avec céphalalgie interne et même un peu de surdité. La peau est chaude, le pouls fréquent à 96 ; l'appétit nul, la soif vive, la langue légèrement humide, un peu collante, blanche au centre, rouge à la pointe et sur le bord ; il y a des vomissements opiniâtres, sur la nature et l'abondance desquels nous ne sommes pas suffisamment renseignés ; le ventre est météorisé, tendu, douloureux ; les garde-robes sont liquides. La poitrine est sonore, bien conformée et la malade tousse beaucoup ; elle expectore des crachats muqueux, filants, et l'on entend à l'auscultation des râles sibilants et ronflants, disséminés dans toute l'étendue de la poitrine. La miction est difficile et douloureuse ; les urines ne contiennent pas de pus. Il n'y a pas d'écoulement de sang par la partie génitale depuis la sortie de la malade de l'hôpital Beaujon. Le toucher n'a pas été pratiqué. (Mauve sucrée, 2 D. J. D. Lavement laud. ; diète.)

Pas de changement jusqu'au 8 janvier, alors un peu de mieux ; fièvre moins intense, pouls à 84 ; l'abdomen toujours douloureux, mais moins tendu, de sorte que la palpation peut être pratiquée avec plus de soin et permet de reconnaître l'existence d'une tumeur qui a le volume de deux poings et occupe les régions hypogastriques et ombilicales ; elle est bilobée, chacun des lobes paraît former une tumeur distincte de l'autre : la plus volumineuse est située sur la ligne médiane ; la plus petite paraît siéger dans la fosse iliaque droite ; elles sont dures et résistantes, sans fluctuation, et donnent un son mat à la percussion. Par le toucher vaginal, on trouve le col dilaté et dévié vers le côté gauche ; dans le cul-de-sac vaginal postérieur, on sent une tumeur saillante, volumineuse, qui semble unie intimement au corps de l'utérus et qui est en continuation de la plus grosse des deux tumeurs, trouvées à l'hypogastre. On n'y sent pas de fluctuation. Les urines non purulentes sont acides et contiennent une notable quantité d'albumine. Il n'est pas dit s'il y avait de l'œdème et de l'anasarque. Le mieux observé le 8 ne dure pas ; la prostration augmente, le pouls remonte à 96 ; il y a de l'insomnie, la diarrhée et les vomissements sont incoercibles et la malade meurt dans le marasme, le 9 janvier 1855.

Autopsie (trente-six heures après la mort). — Il n'est malheureusement pas donné de détails dans les notes qui nous ont été communiquées sur l'état du péritoine, la présence ou l'absence des lésions caractéristiques d'une phlegmasie ancienne ou récente de cette membrane. Parmi les autres organes, les reins seuls ont été examinés et présentaient les altérations de la maladie de Bright. Quant à la description de l'utérus et de ses annexes, comme nous avons examiné nous-même et disséqué la pièce avec beaucoup de soins en présence de nos collègues, MM. Gaujot et Tassel, je demanderai la permission de substituer ma description à celle moins complète de M. Bouvyer,

A l'ouverture de l'abdomen, on trouva les intestins refoulés vers les parties supérieures, en même temps que l'excavation pelvienne et une grande partie de la fosse iliaque droite sont occupés par une tumeur d'une coloration blanchâtre, pouvant, au dire de M. Bouvyer, rappeler la coloration du tissu encéphaloïde ; cette tumeur aurait présenté, à la réunion de son tiers inférieur avec ses deux tiers supérieurs un étranglement dont nous n'avons pu constater l'existence, la tumeur ayant été ouverte et vidée des caillots sanguins qu'elle contenait, lorsqu'elle a été mise sous nos yeux. J'ai pu mesurer ce kyste, qui nous a paru globuleux et dont le diamètre est de 14 à 15 centimètres ; les parois sont épaissies et résistantes, et dans son intérieur M. Bouvyer a trouvé des caillots noirâtres au milieu desquels il a inutilement cherché des débris de fœtus et de placenta. Une partie de ces caillots, plus denses et décolorés tapissait encore la face interne du kyste, de façon à en augmenter l'épaisseur et la résistance. Cette tumeur était située à droite de l'utérus, dont le fond était attiré du même côté, tandis que le col était refoulé vers le côté gauche, ce qui tenait à une bride cellulo-fibreuse, qui s'étendait du fond de l'utérus à la paroi du kyste sanguin. L'utérus ainsi placé a la lèvre antérieure du museau de tanche plus saillante que la postérieure ; il est plus volumineux qu'à l'état normal. J'ai pensé qu'une simple appréciation de ce volume ne pouvait suffire et j'ai cru devoir prendre les dimensions suivante : la longueur totale de l'utérus, prise extérieurement à l'organe est de 10 centimètres 1/2 ; intérieurement 92 millimètres (dont, pour le col, 42 millimètres); ce qui donne pour épaisseur de la paroi utérine au fond de l'organe 13 millimètres. La paroi antérieure est épaisse de 18 millimètres. Extérieurement d'une corne à l'autre il y a 58 millimètres ; intérieuremeut, entre les ouvertures des trompes, il y a 35 millimètres. Les lignes de l'arbre de vie au col sont bien marquées. Un œuf de Naboth de la dimension d'un grain de chènevis, se trouve au niveau de l'orifice interne du col adhérent à la paroi postérieure. Il n'y a en aucun point des cavités, ni du corps, ni du col, aucune trace de sang épanché, la muqueuse partout est saine. Un stylet fin parcourt toute l'étendue de la trompe droite. Nous ne pouvons faire l'expérience à gauche, la trompe ayant été coupée malheureusement avant que la pièce nous soit communiquée. L'ovaire droit est sain, applati, de 0,045 de longueur sur 0,036 de largeur. L'ovaire gauche, plus globuleux, est plus petit; il est plus rouge et plus friable. En avant et en dehors de cet ovaire se trouve le kyste sanguin dont nous avons parlé ; il en est séparé par un kyste plus petit contenant également du sang et qui paraît avoir été en contact avec l'ovaire lui-même. Deux diverticulums en forme de doigt de gants partaient du petit kyste.

La tumeur nous a paru intra-péritonéale. Plusieurs fausses membranes organisées recouvraient le kyste supérieur. Une de ces fausses membranes formait même une bride cellulo-fibreuse assez forte pour attirer le fond de l'utérus vers ce kyste. Les culs-de-sac péritonéaux vésico-utérins et utéro-rectal ne sont nullement effacés et sont libres de toute adhérence. L'extrémité inférieure de la tumeur est plus élevée que la partie la plus déclive du péritoine, du cul-de-sac utéro-rectal.

(*Bouvyer*. Bulletin de la Soc. anat. de Paris. Rapport de M. T. Gallard, 30ᵉ année, 1855, p. 388).

OBSERVATION XXII.

Hématocèle consécutive à une pelvi-péritonite, avec coïncidence d'une poche
purulente.

De 20 à 30 ans deux péritonites graves; depuis la dernière, persistance de douleurs pelviennes et de leucorrhée. — A 45 ans, cautérisations du col utérin ;
le lendemain, ménorrhagie et développement d'une troisième pelvi-péritonite.
— Neuf semaines après, développement d'une hématocèle. — Ponction de la
tumeur rétro-utérine par le vagin. — Convalescence très longue.

Le 12 novembre 1874, M. D... vint me demander de me trouver le
surlendemain en consultation avec M. le Dr Thorel, son médecin ordinaire et M. le Dr Belin, qui jusque-là avait donné ses soins à Mme D....
Quand j'arrivai le 14, rue Leroux, j'y trouvais le Dr Thorel et une lettre
fort embarrassée du Dr Belin, portant déjà l'empreinte de la maladie
cérébrale, à laquelle notre malheureux confrère a succombé, par laquelle
il s'excusait, sous un prétexte futile, de ne pouvoir se rendre à cette
consultation, qu'il avait acceptée, mais non sollicitée.

Mme D..., âgée de 45 ans, arthritique, névropathe, me raconta
qu'elle n'avait eu qu'un seul enfant et qu'assez longtemps après son
accouchement elle avait eu, de 20 à 30 ans, deux péritonites, dont l'une
en particulier, pour laquelle elle avait eu, en Angleterre, les soins de
Simpson, avait été très grave. Depuis lors, elle avait été en proie à des
douleurs abdominales fréquentes, à une leucorrhée assez abondante.
Pendant l'été dernier, M. Belin, qui était son médecin, crut devoir lui
faire pour cette leucorrhée plusieurs cautérisations du col utérin au
nitrate d'argent d'abord, qui ne modifièrent pas sensiblement les granulations dont le museau de tranche était le siège, et enfin, le 29 août,
quelques jours avant l'époque présumée des règles, une cautérisation
avec de la pâte de Canquoin (ce renseignement a été donné à M. le
Dr Thorel, par M. Belin lui-même).

Après cette cautérisation faite dans le cabinet de M. Belin, Mme D...
remonta en voiture et se rendit à Saint-Gratien, où elle était à la cam-
pagne. Le lendemain, après quelques douleurs, elle voit apparaître ses
règles, qui sont extrêmement abondantes ; elle revient s'installer dans
son appartement de Paris. Elle y était à peine depuis quelques jours,
pendant lesquels les règles avaient continué à être profuses, qu'elle est
prise de douleurs abdominales semblables, nous dit la malade, à celles

auxquelles elle avait été en proie pendant la péritonite soignée par Simpson. Les douleurs ne commencèrent à s'amender qu'après une évacuation assez abondante de pus par le rectum, qui aurait eu lieu à la fin de septembre et qui aurait été assez prolongée. Malheureusement, par suite de l'abstention de M. Bélin de prendre part à la consultation, je n'ai pu avoir de renseignements plus certains sur cette évacuation purulente, formellement indiquée par la malade, mais sans date précise. A partir de la fin de cette évacuation purulente, un mieux se produit : Mme D... reste cependant très souffrante, mais sans être obligée de garder le repos absolu au lit ; elle peut aller et venir un peu dans son appartement.

Le 5 novembre elle est reprise de douleurs ; elle est forcée de garder le lit et se fait excuser près du Dr Thorel, que son mari avait invité à dîner, de ne pouvoir, à cause des souffrances auxquelles elle était en proie, venir faire les honneurs de sa table. Après le dîner, mon honorable confrère est amené près de Mme D..., qu'il trouve très souffrante, se plaignant de douleurs très vives dans la partie inférieure du ventre, qu'il n'examine pas parce que cette dame n'est pas sa cliente ; ce qui est cause que je n'ai pu savoir si, à cette époque, existait la tumeur hypogastrique du volume des deux poings, occupant la région hypogastrique, proéminant dans le vagin, en arrière du col utérin, que mon honorable confrère a constatée le 8 ou le 10 novembre. Il s'est contenté de rechercher si Mme D... était en proie à un mouvement fébrile ; il était très marqué, 120 pulsations. Dans les jours suivants l'état s'aggrave, il n'y a des moments de calme qu'après chacune des injections morphinées, qui sont faites matin et soir ; la fièvre continue avec exacerbations très marquées chaque fois, suivies de sueurs nocturnes. C'est ce qui a décidé M. D... à vouloir une consultation que M. Belin n'a pas cru pouvoir refuser, mais à laquelle il ne s'est pas rendu.

Mme D... est en proie à une anxiété très marquée, qu'exaspèrent les nausées continues et les vomituritions fréquentes, qui la tourmentent ; elle se plaint de douleurs abdominales très vives, qu'augmente d'une manière très marquée la palpation de la région hypogastrique, de telle sorte qu'il est très difficile de limiter la tumeur, qui en occupe la partie inférieure dans une hauteur de deux ou trois travers de doigt, et qui est plus saillante dans la fosse iliaque droite. Au toucher vaginal, on trouve le col utérin, appliqué contre le pubis, et en arrière de lui une tumeur globuleuse, occupant non seulement le cul-de-sac vaginal postérieur, mais les deux culs-de-sac latéraux. Cette tumeur, indépendante de l'utérus, paraît en corrélation directe avec la tumeur hypogastrique ; elle est dure et résistante dans ses parties périphériques, en particulier dans le cul-de-sac gauche, où la tumeur est plus

petite, plus dure, comme si cette partie formait une tumeur indépendante de la tuméfaction, occupant le cul-de-sac postérieur. La partie
centrale de celle-ci offre une fluctuation manifeste, mais très circons-
crite. Ténesme rectal continu, donnant lieu au rejet très fréquent de
matières glaireuses, qui ne présentaient, à l'examen que nous en avons
fait, aucun vestige de pus. Fièvre très marquée avec redoublements
chaque soir. Sueurs la nuit.

Le récit que cette malade nous avait fait des accidents auxquels elle
avait été en proie depuis la cautérisation du 29 août, en particulier,
l'évacuation purulente par le rectum, qu'elle indiquait, et le résultat de
l'examen que nous venions de pratiquer, me fit croire, ainsi qu'à mon
honorable confrère, qu'il s'agissait d'une pelvi-péritonite probablement
purulente. L'application successive de deux vésicatoires-n'ayant amené
aucune amélioration, il fut résolu d'avoir recours à une ponction de la
tumeur rétro-utérine, qui offrait un point manifestement fluctuant. Cette
ponction, pratiquée le 6 décembre par le vagin, à l'aide d'un trocart de
Chassaignac, au lieu de donner issue à du pus, comme nous nous y at-
tendions, amena une évacuation de deux cuillerées à bouche seulement
de sang très séreux, après laquelle je retirai la canule du trocart, qui
paraissait engagée dans des caillots sanguins et je me disposais à y mettre un drain, comme cela avait été résolu. Cette évacuation quoique
très peu abondante, amena un soulagement pour la malade, dont le ténesme anal disparut; mais les accidents inflammatoires, aiusi que la
fièvre, avec sueurs persistèrent.

Quinze jours après la ponction, se produit par le rectum une évacuation assez abondante de pus, à la suite de laquelle on constate une diminution très sensible de la tumeur hypogastrique et surtout une diminu·
tion de la partie droite de la tumeur rétro-utérine, tandis que la partie
médiane, placée directement derrière le col, reste la même, offrant une
consistance pâteuse depuis la ponction. L'écoulement purulent continue
les jours suivants: un mieux si sensible se produit que le 1er janvier
1875, cette dame put, couchée sur sa chaise longue, recevoir les personnes
qui vinrent la voir. Pendant tout le mois de janvier, l'écoulement purulent
persiste, l'empâtement de la fosse iliaque diminue, mais d'une manière
peu marquée; il y a toujours des douleurs abdominales qui forcent à
avoir recours matin et soir à des injections sous-cutanées de morphine.
Le 1er février, survient une recrudescence inflammatoire semblant indiquer le molimen menstruel, qui fait appliquer 6 sangsues sur le col
utérin. On les renouvelle le 1er mars; les règles viennent dans les premiers jours d'avril. Sous l'influence des vésicatoires répétés, auxquels
on eut recours, l'empâtement de la fosse iliaque droite diminua ainsi
que les douleurs ; cependant l'empâtement hypogastrique et la tumeur

rétro-utérine étaient encore très appréciables à la fin d'avril, époque à laquelle j'ai vu Mme D... pour la dernière fois ; elle perdait encore une petite quantité de pus par le rectum et avait toujours un écoulement vaginal muco-purulent assez abondant.

La convalescence, suivant les notes que mon honorable confrère, M. Thorel, a bien voulu me remettre, a continué, mais progressant lentement en mai, où Mme D... a pu sortir en voiture ; non seulement elle perdait encore du pus par le rectum et présentait toujours un écoulement vaginal muco-purulent très abondant, mais elle conservait encore des douleurs abdominales (sorte de névralgie iléo-lombaire) qui obligeait à continuer les injections morphinées, lorsque Mme D.... partit le 15 juillet pour Bagnoles-de-l'Orne. Là, sa santé se rétablit en partie, mais l'écoulement vaginal muco-purulent continua pendant tout l'hiver 1876 et ne disparut qu'après une saison faite l'été à Luxeuil. Le rétablissement était complet le 1er janvier 1877. (*Bernutz*, De l'hématocèle utérine symptomatique de pachy-pelvi-péritonite hémorrhagique, p. 14.)

OBSERVATION XXIII (personnelle).

Hématocèle consécutive à une pelvi-péritonite subaiguë.

Fausse couche à l'âge de 18 ans, suivie probablement de pelvi-péritonite. — En 1876, à l'âge de 34 ans, deuxième pelvi-péritonite. — En 1877 et 1878, trosième et quatrième pelvi-péritonite. — Le 10 février 1882, quinze jours après les règles, début d'une cinquième pelvi-péritonite. — Les 18, 19 et 20 février, transformation progressive de la pelvi-péritonite en hématocèle. — Aménorrhée, entérite glaireuse, exacerbations, suivie de diminution de la tumeur coïncidant avec les époques menstruelles et avec les époques correspondantes à celle du début des accidents. — Résorption très lente. — Du 23 mai au 7 juin, frissons et transpirations ; la partie gauche de la tumeur se développe, devient superficielle, puis fluctuante. — Le 7 juin, ouverture qui donne une grande quantité de pus. — Quelques jours après, formation à la partie médiane d'une nouvelle collection purulente. — Incision. — Le 3 juillet, faible apparition des règles. — État chronique persistant (1).

La nommée B...., âgée de 40 ans, entre le 17 février 1882, salle Saint-Basile, n° 17, à l'hôpital de la Charité, dans le service de M. Bernutz.

(1) Nous avons pris pendant longtemps simultanément les températures vaginales et axillaires.

La mère est morte à 71 ans, le père à 67 ans de maladies aiguës indéterminées. Pas d'antécédents héréditaires. La première enfance a été bonne; aucun signe de scrofule; pas de maladies des yeux; pas de glandes.

Elle a été réglée à 12 ans 10 mois; la nuit qui a suivi la première apparition de ses règles, elle a eu peur d'un homme qui l'a poursuivie, et, pour l'éviter, elle s'est jetée dans une mare, où elle a fait un long séjour et s'est refroidie; les règles se sont arrêtées. Le lendemain, elle a fait un long trajet à pied, pour retourner chez ses parents; là, elle serait restée dix-huit mois malade sans revoir ses règles et présentant des troubles, peut-être sous la dépendance de la chlorose.

A l'âge de 18 ans, fausse couche de trois à quatre mois, à la suite de laquelle elle paraît avoir eu une pelvi-péritonite, qui a été soignée à Angers, et qui l'a obligée à garder le lit six semaines et pour laquelle on lui mit des sangsues et plusieurs vésicatoires.

Depuis ce moment, elle n'a plus eu de grossesse.

De 18 à 34 ans, bonne santé, sauf une scarlatine à l'âge de 21 ans et quelques coliques revenant irrégulièrement; les règles sont venues d'une façon régulière pendant cette période, mais souvent avec quelques jours de retard. Pas de ménorrhagie.

A 34 ans (1876), nouvelle péritonite; au bout de trois ou quatre mois de souffrances abdominales, son médecin la fait entrer à l'hôpital Saint-Louis, dans le service du Dr Péan, parce qu'il croyait à l'existence d'une tumeur. Celui-ci la fait passer dans le service du Dr Fournier, qui la soigne pour une péritonite; elle reste trois mois à Saint-Louis. Au bout de ce temps, elle en sort convalescente et reste en assez bonne santé pendant dix à onze mois. Elle est alors reprise de douleurs abdominales et entre à l'Hôtel-Dieu, chez le Dr Hérard, où elle est traité pendant trois mois pour une péritonite : la malade prétend qu'à ce moment-là on a parlé de tumeur qu'elle aurait dans le ventre. Après sa sortie elle passe un an en bonne santé, puis rentre une seconde fois chez M. Hérard, pour une nouvelle péritonite, pour laquelle elle ne reste que cinq semaines à l'hôpital.

Depuis la sortie de l'Hôtel-Dieu jusqu'à aujourd'hui, c'est-à-dire pendant plus de trois ans, sa santé a été régulière; ses époques retardaient un peu.

La dernière époque a eu lieu le 25 janvier 1882 et a été normale.

Le vendredi 10 février, se portant bien, elle est revenue à pied de Pantin, où elle travaillait et s'est trouvée fatiguée en rentrant. Le 11 février, elle a dû rester couchée. Le dimanche elle se lève une partie de la journée parce qu'elle se trouve mieux. Le lundi 13, après s'être levée, se trouve fatiguée et se couche; elle se purge et va abondamment. Les jours suivants, alternatives de mieux et de pire, elle garde le lit ; enfin les souffrances abdominales, devenant assez violentes, elle se décide le 17 février à entrer à l'hôpital.

Le 17. A la visite du soir, la malade est dans le décubitus dorsal et immobile; le ventre est très douloureux, au point qu'il est impossible de pratiquer la palpation; la malade pousse des cris au moindre attouchement. Elle dit que depuis la veille elle urine très rarement et ne rend que quelques gouttes d'urine ; que quelquefois celle-ci sort involontairement, mais en petite quantité. J'essaie .de percuter le bas-ventre et constate de la matité ; cet examen est rendu très difficile par la douleur. Je sonde la malade, le cathétérisme est très douloureux et ne donne guère qu'une cuillerée à bouche d'urine.

Le 18. Même état du ventre, qui rend l'examen impossible. Le toucher vaginal permet de constater que le col est très abaissé (à 3 centimètres environ de la vulve) et de reconnaître une tumeur peu volumineuse, occupant le cul-de-sac latéral gauche et la moitié gauche du cul-de-sac postérieur. Cette tumeur, qui est dure et douloureuse, s'arrête à peu près au niveau de la ligne médiane et la partie droite du cul-de-sac postérieur est libre (grand vésicatoire, pilules de 0,01 d'extrait gommeux d'opium d'heure en heure).

Soir. 38,5. L'opium est mal supporté : nausées et vomissements.

Le 19. 38º. La malade a eu des cauchemars pendant la nuit.

Soir. 38,2.

Le 20. 37,8. Au toucher vaginal, la tumeur a augmenté de volume depuis l'avant-veille; elle occupe aujourd'hui tout le cul-de-sac postérieur et les culs-de-sac latéraux droit et gauche.

Soir. 38,2.

Le 21. 38º. La température prise aussitôt après et avec le même thermomètre donne dans le vagin 38,8, soit une différence de 8/10. Le toucher vaginal donne les mêmes résultats que la veille (glace sur le ventre, pilules d'extrait de belladone pour remplacer l'opium).

Soir. 38,5 ; dans le vagin 39º, soit 5/10 seulement. La malade souffre un peu moins de l'abdomen et je puis reconnaître par la palpation la limite supérieure de la tumeur intra-abdominale, remontant à deux ou trois travers de doigt au-dessus de l'ombilic. Pouls 100.

Le 22. 37,8 ; dans le vagin 38,1, 3/10 seulement de différence. Le ventre étant un peu moins douloureux, on peut légèrement percuter, ce qui donne une matité de toute la partie inférieure de l'abdomen remontant jusqu'à deux travers de doigt au-dessus de l'ombilic ; au-dessus de ce point le ventre est sonore, peu douloureux et on peut par la palpation sentir la partie supérieure de la tumeur. Le toucher vaginal nous montre le col un peu moins bas et la tumeur encore plus volumineuse. Le doigt ramène un peu de sang.

Le thermomètre qui marquait 38,1 dans le vagin est placé dans la bouche de la malade, où il ne monte qu'à 38°. Pouls, 96.

Soir. 38,5 ; dans le vagin, 38,6. Il s'est écoulé un peu de sang depuis l'examen du matin. Les douleurs, qui étaient moindres le matin, ont repris une nouvelle acuité.

Le 23. 37,4 ; dans le vagin, 38°. Pouls, 88. La malade trouve que la tumeur hypogastrique a augmenté depuis la veille. Au toucher vaginal, la tumeur nous paraît cependant moindre.

Soir. 38,6 ; dans le vagin, 39°. Pouls 100.

Le 24. 37,8 ; dans le vagin, 38,3. Pouls 90. Le ventre est un peu moins sensible et on arrive à mieux limiter la tumeur, mais la percussion est encore difficile à cause de la douleur. La tumeur paraît monter plus haut à droite qu'à gauche dans l'abdomen. Elle nous paraît bilobée, en forme de cœur de carte à jouer, dont le hile correspondrait à l'ombilic.

Soir. 38,2 ; dans le vagin, 38,7. Pouls 96.

Le 25. La nuit a été assez bonne ; cependant ce matin les douleurs sont un peu plus vives. La percussion et la palpation sont plus faciles et la tumeur vaginale continue à diminuer. Température 38,5 ; dans le vagin, 38,8. Pouls, 100. Il est à remarquer que la température vaginale n'a augmenté que de 1/10, depuis la veille, tandis que la température axillaire à crû de 3/10. Le sang, qui avait commencé à couler le 22 février, a continué depuis, mais en très petite quantité. Comme nous sommes à un moment correspondant à l'époque menstruelle (la dernière a eu lieu le 25 janvier), M. Bernutz fait appliquer quatre sangsues sur le col ; trois sur quatre reviennent gorgées de sang et il s'écoule une petite quantité de caillots sanguins.

Soir. 38,1 ; dans le vagin, 38,7 ; pouls 100.

Le 26. 38,1 ; dans le vagin, 38,4 ; pouls 104. La malade souffre beaucoup plus du ventre, la tumeur qui occupe la fosse iliaque gauche paraît avoir sensiblement augmenté de volume. Par le toucher, le col est dans la même situation que la veille ; mais la tumeur a considérablement diminué. Le cul-de-sac latéral droit est libre ; le cul-de-sac postérieur et le cul-de-sac latéral gauche sont moins remplis par la tumeur.

Soir. 38,5 ; dans le vagin, 38,6 ; pouls 112. Les douleurs ont encore augmenté ; je fais réappliquer de la glace sur le ventre.

Le 27. 38,1 ; dans le vagin, 38,5 ; pouls 96. Même état de la tumeur ; par le toucher on constate toujours une tumeur petite, siégeant en arrière et à gauche du col de l'utérus.

La malade nous dit pour la première fois que dans l'avant-dernière nuit elle a rendu des matières particulières, rougeâtres par le rectum. Depuis elle en a encore rendu, et on nous a gardé celles qui ont été rendues le matin ; malheureusement elles ont été mêlées à l'urine dans le bassin. Elles sont dans un verre à expérience, où elles forment trois couches ; dans le fond du verre, cinq à six centimètres de hauteur d'un dépôt jaunâtre et rouge ; au-dessus, un liquide ayant les apparences de l'urine ; enfin, surnageant au-dessus, des matières glaireuses et transparentes.

Pendant notre examen, la malade vient de rendre par le rectum deux ou trois centimètres cubes de cette matière glaireuse, transparente, analogue à de la gelée, et qui cette fois est pure de tout mélange.

M. Mehu, qui a examiné ces diverses matières, a constaté que le dépôt inférieur du verre était composé de pus et de sang récemment sorti des vaisseaux ; que la couche de liquide intermédiaire était bien de l'urine et qu'enfin la matière glaireuse recueillie ensuite était constituée par du mucus intestinal pur (liquide alcalin, non albumineux, composé de leucocytes, de globules graisseux et de cellules épithéliales).

Le soir. Dans la journée la malade a rendu par le rectum un peu de pus, à plusieurs reprises. Température, 38,2 ; dans le vagin, 38,6 ; pouls, 100,

Le 27, 37,7 ; dans le vagin, 38,1 ; pouls, 96. La tumeur vaginale est petite, siégeant en arrière et à gauche : elle est dure ; la tumeur hypogastrique a sensiblement augmentée et remonte jusqu'à l'ombilic : ces différences dans la marche réciproque des deux portions de la tumeur fait penser à M. Bernutz, que nous avons affaire à une tumeur composée de plusieurs loges, les unes contenant du sang les autres du pus, et qu'une loge purulente s'est ouverte par le rectum à la suite d'un travail inflammatoire antérieur, qui a été caractérisé par l'entérite glaireuse.

Le soir, 37,2 ; dans le vagin, 37,6 ; pouls, 100.

Le 28, 37,7 ; dans le vagin, 38,1 ; pouls, 96. Le soir, 37,7 ; dans le vagin, 38° ; pouls, 88.

1er mars, 37,4 ; dans le vagin, 37,8 ; pouls, 76. Le soir, 37,5 ; dans le vagin, 37,8 ; pouls, 92.

Le 2, 37,6 ; dans le vagin, 37,6 ; pouls, 84 ; la température a été prise deux fois à cause de la parité de degrés dans le vagin et sous l'aisselle ; les deux fois, elle a donné les mêmes résultats. La malade va bien mieux ; le ventre n'est plus douloureux à la pression ; la tumeur a bien conservé sa forme de cœur de carte à jouer, avec hile correspondant à l'ombilic, mais aujourd'hui c'est le lobe gauche qui remonte le plus haut. Le toucher vaginal nous montre la tumeur, très dure, occupant le cul-de-sac latéral gauche et la moitié gauche du cul-de-sac postérieur ; le reste du vagin est libre ; le col est toujours bas ; il est à remarquer que la tumeur sanguine, en se formant, s'est développée progressivement de gauche à droite et qu'elle suit pour diminuer du côté du vagin une marche analogue, quoique directement inverse.

Le soir, 37,3 ; dans le vagin, 37,8 ; pouls, 76.

Le 3, 37,5 ; dans le vagin, 37,8 ; pouls, 92. Soir, 37,5 ; dans le vagin, 38°, pouls. 100.

Le 4, 37,1 ; dans le vagin, 37,6 ; pouls, 84. Soir, 37,2 ; dans le vagin, 37,7 ; pouls, 84.

Le 5, 37,5 ; dans le vagin, 38: pouls, 104. La tumeur qui occupe le cul-de-sac latéral gauche et la moitié gauche du cul-de-sac postérieur ne s'est pas sensiblement modifiée ; mais, on sent en outre dans le cul-de-sac latéral droit une tumeur, dure, petite et douloureuse, séparée de la précédente par une dépression assez large. Le soir, 38° ; dans le vagin, 38,3.

Le 6, 37,6 ; dans le vagin, 38,1. Soir, 38,4 ; dans le vagin, 38,8.

Le 7. La tumeur paraissant de nouveau augmenter de volume, on propose à la malade une application de sangsues sur le col ; mais elle ne veut pas s'y résoudre, 37,8: dans le vagin, 38,2. Soir, 38° ; dans le vagin, 38,8.

Le 8. La malade se trouve moins bien ; elle mangeait un peu depuis quelques jours, mais elle reperd tout appétit, 38,7 ; dans le vagin, 39,1. Soir, 39,1 ; dans le vagin, 39,4.

Le 9. On constate par le toucher, que la tumeur est plus grosse et plus douloureuse (quatre sangsues dans le vagin). Température, 38,2 ; dans le vagin, 38,5. Le soir, 38,8 ; dans le vagin, 39,2.

Le 10. Les sangsues ont peu coulé. Température, 38,5 ; dans le vagin, 38,8. Le soir, 39,3 : dans le vagin, 39,6.

Le 11, 38,2 ; dans le vagin, 38,5. Le soir, 38,6 ; dans le vagin, 39,1. Cette recrudescence de la fièvre, des douleurs et de la tumeur correspond non à une époque menstruelle, mais au début de la pelvi-péritonite, sous l'influence de laquelle l'hématocèle s'est développée.

Le 12, 38,3 ; dans le vagin, 38,7. Le soir, je ne puis prendre la température : la malade, qui s'est toujours montrée difficile et désagréable depuis qu'elle est à l'hôpital est très montée ; elle prétend que, si ces douleurs ont eu une recrudescence, c'est à cause des sangsues que nous lui avons appliquées et de la température vaginale prise matin et soir.

Le 13, 38,3 ; dans le vagin, 38,5. La malade n'a pas bien dormi cette nuit, elle est pourtant plus raisonnable. Le soir, elle a vomi une fois dans la journée; température, 39,5; dans le vagin, 39,6 : 1/10 de différence seulement.

Le 14, 38,7 ; dans le vagin, 39°. La tumeur hypogastrique est plus volumineuse et plus tendue que les jours précédents; l'abdomen est plus douloureux. Soir, 38,5; dans le vagin, 38,8.

Le 15, 37,5: dans le vagin, 37,6. La malade se sent un peu mieux. Soir, 37,9; dans le vagin, 38,1.

Le 16, 37,1; dans le vagin, 37,3. Soir, 37,6 ; dans le vagin, 37,8.

Le 17, 36,7; dans le vagin, 37°. Soir, 37,3; dans le vagin, 37,5.

Le 18, 36,8; dans le vagin, 37,4. L'amélioration s'est encore accentuée depuis le 15. Soir, la température n'a pas été prise.

Le 19, 36,5; dans le vagin, 37°. Soir, 37,4: dans le vagin, 37,7.

Le 20, 37,3; dans le vagin, 37,5. Soir, 37,8; dans le vagin, 38°.

Le 21, 37,1; vaginale, 37,3. Soir, 37,5; vaginale, 37,7.

Le 22, 36,8; vaginale, 37,2. Soir. 37,5; vaginale, 37.8.

Le 23. 37,5; vaginale 37,8. Soir, 38,4; vaginale, 38,7. Du 15 mars jusqu'à ce jour l'état a été s'améliorant, et la tumeur tant hypogastrique que vaginale a diminué lentement, mais d'une façon continue.

Le 24. 38°; vaginale, 38,4. Soir, 38,4 ; vaginale, 38,8. Depuis la veille, la malade se plaint de douleurs plus vives et de nausées : nous arrivons à l'époque correspondant aux règles.

Le 25. Même état. Température 38°; vaginale 38.4. Soir, 38,4; vaginale 38,7.

Le 26. 37,9 ; vaginale 38,1. La tumeur qui avait diminuée, commence à devenir plus volumineuse et plus douloureuse, tant dans la cavité abdominale que du côté du vagin. Soir, 39,1.; vaginale 39,3.

Le 27. Même état, 38,2 ; vaginale, 38,4. Soir. Il a eu des vomissements dans la journée; 39,2 ; vaginale 39,5.

Le 28. 37,6 ; vaginale 37,9. Soir, 38,1 ; vaginale 38,4.

Le 29. La tumeur est stationnaire depuis le 27; les douleurs ont diminué. 37,8 ; vaginale 38,1. Soir, 38,5 ; vaginale 38,7.

Le 30. 37,9 ; vaginale 38,1. Soir, 38,7 ; vaginale 39°.

Le 31. 37,8 ; vaginale 38,1. Soir, 38,4 ; vaginale 38,8.

1er avril. 37,2 ; vaginale 37,5. Soir, 37,4 ; vaginale 37,7.

Le 3. Pendant les six jours qui précèdent la tumeur a diminué progressivement de volume 38,3 ; vaginale 38,5. Soir 38,8 ; vaginale 39,1.

Le 4. La nuit n'a pas été bonne ; la malade se plaint beaucoup de sa constipation et des coliques qu'elle lui attribue, 38°; vaginale 38,2 Soir, la malade a eu des nausées, le ventre est plus douloureux à la pression; perte de l'appétit qui avait un peu reparu les jours précédents, 38,9 ; vaginal 39,2.

Le 5. 37,7 ; vaginale 37,9. La tumeur a certainement augmenté de nouveau depuis hier, la partie qui occupe la fosse iliaque droite, principalement. Le toucher montre toujours dure et volumineuse la tumeur qui occupe la partie gauche et postérieure du col de l'utérus ; celui-ci est toujours peu éloigné de la vulve, 5 centimètres environ. La pression sur la tumeur vaginale est certainement douloureuse, mais si le doigt imprime un mouvement au col, la douleur qui en résulte est bien plus vive. Soir, il y a eu des vomissements, 39,7 ; vaginale 39,9.

Le 6. La tumeur abdominale paraît plus tendue ; plusieurs vomissements pendant la nuit : 38,3 ; vaginale, 38,5. Soir, 39,9 ; vaginale, 40,2. Nous n'avions jamais atteint cette élévation thermique ; cependant la malade quoiqu'elle souffre beaucoup n'est pas dans un état aussi douloureux qu'à son entrée à l'hôpital. La pâleur de son visage ne répond pas à l'intensité de la fièvre.

Le 7. Même état, 38,1 ; vaginale, 38,3. Soir, 39,8 ; vaginale, 40,1.

Le 8. Un peu mieux, 37,9 ; vaginale, 38.2. Soir, 38,3. vaginale, 38,7.

Le 9. 37,5 ; vaginale, 37,8. Soir, 38,5 ; vaginale, 38,8.

Le 10. 37,6 ; vaginale, 37,9. Soir, 37,9 ; vaginale, 38,2.

Le 11. 37,4 ; vaginale, 37,7. Soir, 37,7 ; vaginale, 38°.

Le 12. La tumeur diminue depuis trois jours, 37,2 ; vaginale 37,5. Soir, 38,1 ; vaginale, 38,5.

Le 13. 37,8 ; vaginale, 38° ; Soir, 38,1 ; vaginale, 38,5.

Le 14. 37,6 ; vaginale, 37,9. Soir, 38,2 ; vaginale, 38,6.

Le 15. La nuit a été mauvaise, la malade a eu plusieurs vomissements ; le ventre est redevenu douloureux, 38,2 ; vaginale 38,6. Soir, 39,3 ; vaginale, 39,6.

Le 16. Etat stationnaire, 38,7 ; vaginale, 39°. Soir, 38,8 ; vaginale, 39,1.

Le 17. Même état, 38,7 ; vaginale 39° ; Soir, 38,6 ; vaginale, 38,8.

Le 18. 38,5 ; vaginale, 38,6, Soir, 38,7 ; vaginale, 39°.

Le 19. Le soir la température est de 38,4 ; vaginale, 38,8.

Le 20. 38,1 ; vaginale, 38,4. L'état de la malade persiste avec des haut et des bas : anorexie, douleurs sourdes habituelles, avec moments de coliques plus marquées, constipation, nausées et quelques vomissements bilieux. Soir, 38,7 ; vaginale, 39°.

Le 21. 38,2 ; vaginale, 38.4. Soir, 38,7 ; vaginale, 38,9.

Le 22. 37,8 ; vaginale, 38,1. Soir, 38,6 ; vaginale, 39°.

Le 23. 37,7 ; vaginale, 38°.

Le 24. Le caractère désagréable de la malade, qui attribue toujours à la prise de la température vaginale les douleurs abdominales qu'elle ressent, nous engage à cesser cette recherche. Du reste, nous avions simultanément pris comme comparaison les températures axillaire et vaginale chez des femmes atteintes d'affections inflammatoires du ligament large et du péritoine pelvien et nous étions arrivés à cette conclusion, que les courbes thermométriques étaient absolument analogues et qu'on observait chez ces malades, comme chez celles qui sont atteintes d'hématocèles, tantôt des différences de 1/10 de degré, tantôt de 5/10 à 6/10 entre les courbes axillaires et vaginales. On ne pouvait donc tirer aucun signe diagnostique en faveur de l'hématocèle du peu de différence entre les deux températures. Ces courbes ne nous ont montré qu'une chose, c'est que les exacerbations de la tumeur et de l'état général correspondaient avec une élévation thermique.

Le 25. A ce moment coïncidant à peu près avec la date des époques, la malade est reprise d'un état aigu et les tuméfactions augmentent un peu de volume.

Du 25 avril au 10 mai. Nous n'avons rien de nouveau à signaler dans l'état de la malade, qui présente tous les soirs un petit état fébrile ; qui maigrit beaucoup ; qui se plaint de sa constipation, qui, selon elle, amène toutes les douleurs, dont elle souffre. Les tumeurs hypogastriques ont sensiblement diminué.

Le 10. Les tumeurs s'étendent en haut suivant une ligne courbe irrégulière, rappelant toujours la forme d'un cœur de carte à jouer, présentant deux renflements latéraux, l'un à gauche et l'autre à droite ; le droit remonte plus haut, à quatre travers de doigt au dessus du pubis ; le gauche remonte moins haut et est moins superficiel. Du côté du vagin, le col est toujours bas et très douloureux : il existe deux tumeurs, une plus volumineuse à gauche et en arrière ; l'autre à droite et et un peu en arrière. Toutes ces tumeurs abdominales et vaginales sont dures et sans fluctuation.

Le 15. L'état général est moins bon, les douleurs plus vives ; coliques fréquentes, suivies de selles douloureuses, petites, composées de mucus transparent, tremblotant comme de la gelée, analogue à celui que nous avons fait analyser au début par M. Méhu, et qu'il nous a dit être du mucus intestinal pur.

Le 20. Le mucus intestinal s'est transformé ; e plus souvent les selles sont composées d'un mélange de pus et de sang en petite quantité. La malade en rend de très petites quantités quatre ou cinq fois par jour, après des coliques très vives.

Le 23. Les douleurs abdominales sont plus vives, le palper est très douloureux. Depuis quelques jours la partie gauche de la tumeur, qui était profondément située, devient superficielle et augmente de volume.

Le 25. Même état ; de plus, frissons erratiques le soir et sueurs la nuit ; l'état général est plus mauvais, la figure est tirée, jaunâtre, et la malade ne mange plus.

Le 30. Même état général ; la portion droite de la tumeur n'a pas varié depuis trois semaines : la partie gauche, qui a continué à se développer, est moins dure, chaude ; elle donne même la sensation d'une demi-fluctuation. La malade ressent des douleurs lancinantes dans cette fosse iliaque ; elle souffre aussi dans la cuisse gauche, qu'elle peut cependant allonger. Le toucher vaginal présente peu de changements ; les deux tumeurs sont toujours séparées par un sillon et présentent toujours la même dureté.

1, 2, 3 et 4 juin. La tumeur devient tout à fait superficielle, la fluctuation est manifeste. M. Bernutz décide que l'on ouvrira la tumeur, espérant que l'état fébrile diminuera et que l'état général deviendra meilleur après cette ouverture. J'y prépare peu à peu la malade.

Le 7. Je ponctionne la tumeur à 3 centimètres environ au-dessus de l'arcade crurale gauche, avec un trocart moyen de l'appareil du professeur Potain. Je sens que mon trocart pénètre immédiatement dans une poche où son extrémité se meut librement. Je retire le trocart et par sa canule on voit s'écouler du pus dans la bouteille qui sert de récipient. On ferme la communication, et, en me servant de la canule, restée dans la poche purulente, comme point de repère, j'incise rapidement la peau et j'arrive dans un abcès très superficiel, d'où s'écoule un pus sanieux, brunâtre et extrêmement fétide. L'ouverture est agrandie au bistouri boutonné et j'explore avec le doigt la cavité ainsi incisée. Je me trouve dans une poche du volume d'un œuf de dinde, communiquant par un orifice situé à sa partie profonde avec une autre collection purulente située, autant qu'il nous paraît, sous l'aponévrose de la fosse iliaque. Je puis introduire deux doigts par cet orifice profond, et je fais passer dans cette partie profonde une sonde métallique qui peut pénétrer environ de 15 à 16 centimètres dans une direction allant vers le flanc gauche de la malade. Il nous est impossible de faire pénétrer la sonde du côté du vagin. Injection avec de l'eau tiède mélangée d'essence de Gaultheria qui ramène d'abord une certaine quantité de pus ; enfin, le liquide de l'injection revient à peu près propre.

M. Bernutz touche la malade et constate la présence des deux tumeurs qui n'ont pas diminué de volume ; il croit cependant qu'il existe une dépression au centre de la tumeur de gauche.

J'installe dans la partie profonde de l'abcès deux tubes à drainage pénétrant à 16 ou 17 centimètres environ et un tube plus court dans la poche superficielle. Les tubes produisent en les introduisant et si on vient à les remuer, une douleur dans la cuisse : cette douleur jointe à l'état où il a trouvé les tumeurs vaginales, font penser à M. Bernutz que nous avons affaire à un abcès de voisinage de l'hématocèle, développé dans la fosse iliaque profonde, plutôt qu'à une loge péritonéale purulente.

Soir. La malade se trouve mieux, les douleurs abdominales sont moins vives. On fait deux fois par jour des injections dans l'abcès avec de l'eau mélangée à l'essence de Gaultheria.

Les 8, 9 et 10. Etat stationnaire; continuation des injections. Les frissons du soir et les sueurs nocturnes ont disparu le lendemain de l'ouverture de l'abcès : la malade est plus contente et mange assez bien.

Les 11, 12 et 13. L'état général est assez bon, la figure est meilleure, les nuits sont assez bonnes : le pus ne conserve pas l'odeur fétide qu'il avait dans les premiers temps.

Le 14. Etat moins bon ; un peu de fièvre ; l'appétit recommence à diminuer ; l'amaigrissement est toujours considérable.

Le 15. La tumeur de droite a aussi un peu augmenté de volume; on trouve de plus entre elle et l'abcès ouvert à gauche une tuméfaction assez considérable correspondant à peu près à la ligne médiane, c'est-à-dire située entre les deux tumeurs primitives.

Le 16. La tuméfaction médiane a augmenté de volume, est plus superficielle et paraît légèrement fluctuante.

Le 17. La fluctuation est devenue manifeste dans la tumeur médiane, qui est très douloureuse. Pendant ce temps, l'abcès de la fosse iliaque gauche se vide bien et la malade peut même se coucher un peu sur le côté malade, tandis que, depuis son entrée à l'hôpital, elle était toujours restée dans un décubitus dorsal presqu'absolu.

Le 19. L'état général est meilleur; sommeil et un peu d'appétit: cependant la tumeur médiane forme une saillie très appréciable, comme s'il y avait un commencement de travail pour s'ouvrir au dehors. La fluctuation y est très manifeste et très superficielle.

Le 21. La malade a passé la nuit sans sommeil dans l'attente de l'ouverture de son abcès qui doit se faire ce matin. Après l'incision de la peau, il sort un demi-verre de pus beaucoup moins fétide que celui de l'abcès précédent: je suis dans une loge grosse comme un œuf de poule, très superficielle, paraissant située entre la peau et les aponévroses abnominales: à la partie supérieure et postérieure de cette loge, se trouve un diverticule, paraissant formé par une boutonnière des aponévroses, dans lequel peuvent pénétrer deux doigts ; à la partie profonde de ce diverticule, on sent deux orifices faisant communiquer cette poche superficielle avec une portion profonde, vraisemblablement avec une loge péritonéale suppurée. Ces orifices admettent l'extrémité du doigt, mais ne permettent pas de pénétrer plus profondément. Des tubes à drainage sont introduits, au nombre de trois: un dans l'orifice le plus inférieur, les deux autres dans le supérieur ; ils pénètrent peu profondément, 6 à 7 centimètres seulement : lavage avec l'essence de Gaultheria.

Soir. Pas de fièvre; l'appétit est revenu, le malade se trouve bien.

Le 22. L'état général continue à être bon. Pas de fièvre. Pas de frissons; mais transpiration assez abondante. Il s'écoule pas mal de pus par les deux abcès. La malade nous dit que, comme au début de son affection, depuis la formation du deuxième abcès, elle est forcée d'uriner assez souvent parce que la réplétion de sa vessie lui amène des douleurs.

Le 23. Les tubes donnent toujours du pus, le ventre est moins douloureux; la palpation permet de reconnaître une grande diminution de la tumeur de la fosse iliaque droite : la sonorité à la percussion est du reste revenue dans une grande partie de la région occupée par la tumeur. Le toucher moins douloureux et mieux accepté par la malade montre que la tumeur qui existait du côté droit du cul-de-sac postérieur a beaucoup diminué, diminution qui coïncide avec celle de la partie hypogastrique. La tumeur qui existait en arrière et à gauche, a un peu diminué aussi, mais beaucoup moins et est toujours très dure, quoique peu douloureuse.

Le 26 juin. L'état général est satisfaisant. Si ce n'était l'écoulement du pus elle irait bien et ne souffrirait presque pas.

Le 30. Même état des parties vaginales au toucher.

Le 2 juillet. Dans la nuit précédente, la malade, qui avait assez fortement souffert des reins toute la journée du 1er juillet, perd pendant sept à huit heures un peu de sang par le vagin. Ce retour des règles (?) paraitrait plus en rapport avec le début des accidents (10 février) qu'avec les deux dernières règles (25 janvier et 25 février).

Le 3. Les signes du côté du vagin se sont peu modifiés : la tumeur droite, très petite, paraît divisée en deux par un sillon médian. Du côté de l'hypogastre la tumeur du côté droit n'existe plus : du côté gauche et au milieu il existe de l'empâtement correspondant aux deux ouvertures d'abcès, qui ont conservé leurs tubes et donnent toujours du pus : les abcès ont diminué de capacité puisque les tubes sont en partie ressortis.

Le 6 août. Je revois la malade, dont les abcès donnent toujours un peu : il n'est pas revenu d'écoulement sanguin vers le 1er ou le 2 août, comme elle s'y attendait.

Le 15 décembre, la malade a un état général satisfaisant, quoique ces deux abcès continuent à donner. Les règles ont fait des apparitions au commencement de septembre, d'octobre et de novembre.

OBSERVATION XXIV (personnelle).

Hématocèle rétro-utérine, forme chronique d'emblée.

Pelvi-péritonite après un accouchement, il y a vingt ans. — Pelvi-péritonite et polype du col il y a six ans. — Troisième pelvi-péritonite après voyage pendant une époque. — Ablation du polype en janvier cette année. — Pelvi-péritonite consécutive. — A l'époque menstruelle suivante, apparition d'une hématocèle du côté droit. — Quinze jours après, nouvelle tumeur à gauche. — Epoque menstruelle normale en avril. — Troisième tumeur médiane à la période menstruelle de mai.

Mme L... a été réglée à 13 ans, est accouchée à l'âge de 19 ans. La malade, obligée de soigner sa sœur morte de la poitrine, s'est levée très rapidement après ses couches et a ressenti pendant un mois, six semaines, des douleurs assez vives dans le ventre et les reins.

Il y a six ans, Mme L... a éprouvé de nouvelles douleurs dans le ventre, avec vomissements : elle a consulté le Dr Blachez, qui lui a conseillé le repos et de mettre tous les mois un vésicatoire sur l'abdomen. Trois mois après le début de ces accidents, elle s'est adressée à M. Bernutz qui a constaté l'existence d'une pelvi-péritonite, et en outre un petit polype muqueux, qui faisait saillie à l'orifice du col et causait des ménorrhagies abondantes. M. Bernutz essaya d'arracher ce polype avec des pinces sans y parvenir complètement ; il ne voulut pas, à cause de l'existence des brides péritonéales, se servir des pinces de Museux pour abaisser l'utérus et parvenir ainsi à un résultat complet.

Mme L... eut depuis une autre pelvi-péritonite, constatée par M. Bernutz, survenue à la suite d'un voyage à Metz, fait au moment d'une période menstruelle.

Au mois de janvier 1882, Mme L..., dont les ménorrhagies continuaient, entra, sur les instances d'une de ses amies, dans la maison de santé d'un médecin de la ville pour se faire opérer. Dans les derniers jours du mois, le 29 ou le 30 janvier, on lui enleva son polype. Les règles qui ne devaient venir que vers le 3 ou le 4 février, avancèrent de trois jours environ et parurent le 1er février.

La malade, ayant terminé les quinze jours qu'elle avait payés d'avance dans la maison de santé, retourna chez elle quoi qu'assez souffrante.

Vers le 10 février, Mme L..., continuant à souffrir dans le ventre et les reins, retourne consulter le médecin qui l'a opérée : celui-ci constate une petite tumeur dans le ventre et lui fait quelques applications de pointes de feu. La malade va voir M. Bernutz qui constate l'existence d'une pelvi-péritonite.

Tout le mois se passe avec des douleurs assez vagues, mais Mme L,.., continue a faire son ménage et à sortir.

Le 2 mars, la veille de l'arrivée de l'époque, Mme L... s'aperçoit que la partie droite de son ventre est remplie par une tumeur, dont elle évalue le volume à celui d'une tête d'enfant, tumeur assez douloureuse, et qui, assure-t-elle, n'existait pas la veille.

Le 3. Apparition des règles, qui coulent d'une façon normale et pendant lesquelles les symptômes douloureux de la tumeur diminuent, tandis que le volume en reste sensiblement le même.

Vers le 15, à la suite de fatigues, apparition subite d'une nouvelle tumeur analogue dans le côté gauche.

La malade qui n'avait pas cessé de vaquer aux soins de son ménage, sauf pour s'étendre de temps en temps sur son lit, vient de chez elle consulter M. Bernutz, qui controle l'existence des deux tumeurs abdominales. Au toucher vaginal, il trouve dans le cul-de-sac postérieur une tumeur volumineuse, fluctuante, faisant dans le vagin une saillie considérable qui efface même ce canal, au point de rendre impossible le toucher du col utérin, qui est très remonté.

M. Bernutz diagnostiqua une hématocèle développée dans le cours d'une pelvi-péritonite subaiguë, chez une femme ayant déjà présenté antérieurement plusieurs atteintes de pelvi-péritonite.

Ce qu'il y a de particulier dans ce cas, c'est l'absence presque complète des douleurs, permettant à Mme L... de s'occuper de son ménage.

Elle déménage même au commencement d'avril et travaille à son déménagement.

Le 2 ou le 3 avril, les règles vinrent comme à l'ordinaire.

Au commencement de mai, au moment des règles, Mme L... s'aperçoit de l'apparition d'une tumeur médiane, plus petite, située au niveau de l'ombilic.

Le 20 mai, M. Bernutz trouve la malade couchée, plus souffrante et il m'envoie le 22 mai pour appliquer des sangsues dans le vagin, si l'état douloureux a continué. Je trouve la malade à table, en train de déjeuner. Depuis la veille au soir, elle trouve que ces douleurs ont notablement diminué.

Le teint de la malade est pâle, jaunâtre, tandis qu'avant cette maladie elle était plutôt colorée, malgré les ménorrhagies occasionnées par son polype.

Le ventre est volumineux et la malade pourrait paraître enceinte de six mois.

La palpation nous permet de reconnaître une tuméfaction uniforme de la région hypogastrique se divisant plus haut en trois tuméfactions distinctes, disposition rappelant l'aspect d'un trèfle de carte à jouer. La tuméfaction qui occupe le côté droit de l'abdomen, occupe toute la fosse iliaque et remonte en haut vers l'hypochondre ; elle est limitée en haut par une surface convexe qui s'atténue vers la ligne médiane où elle atteint à peu près le niveau de l'ombilic : elle est très dure, légèrement douloureuse à la pression et paraît placée immédiatement en arrière de la paroi abdominale. La tuméfaction qui existe du côté gauche est moins volumineuse, remonte moins haut, son extrémité supérieure est au-dessous du niveau de l'ombilic ; elle paraît aussi moins rapprochée de la paroi abdominale. La consistance est moindre, elle est semi-fluctuante. Ces deux tuméfactions sont réunies au niveau de la ligne médiane par une sorte de hile. Au niveau de ce hile, au-dessus de l'ombilic, se trouve la troisième grosseur aperçue. Elle est arrondie et profondément située dans le ventre ; on peut moins facilement apprécier sa consistance que celles des deux autres, à cause de sa situation plus profonde.

En pratiquant le toucher vaginal, je suis arrêté à quatre centimètres environ de la vulve, par une tumeur volumineuse molle et fluctuante, qui occupe toute la partie postérieure du vagin et vient s'appliquer sur le pubis, à tel point qu'il est difficile de passer le doigt entre elles et la symphyse pubienne et qu'on ne peut arriver jusqu'au col.

Je constate alors qu'en appuyant le doigt, qui pratique le toucher, sur la tumeur vaginale, si on imprime avec la main gauche de petites secousses sur la tumeur qui est dans la fosse iliaque droite, elles sont très ndistinctement transmises au doigt de la main droite : il en est de même pour la tumeur médiane, mais si l'on vient à percuter ainsi la tumeur située à gauche dans l'abdomen, on perçoit très nettement le flot, déplacé par la main qui agit sur la paroi abdominale, venir frapper le doigt qui est dans le vagin.

M. Bernutz n'ayant pas revu la malade depuis ce moment me renvoie le 10 juin pour savoir où elle en est ; Mme L..., ne nous voyant pas revenir, est retourné chez le médecin, qui lui a enlevé son polype et celui-ci, ayant constaté les tumeurs abdominales lui a dit qu'elle avait des tumeurs fibreuses, et qu'il la trouvait très malade.

Nous ne pouvons pratiquer le toucher et nous reconnaissons seulement par le palper que les tumeurs ont notablement diminuée depuis notre examen du 22 mai ; mais nous ne pouvons pas constater si elles ont changé de caractères.

La malade doit malgré notre avis, partir le lendemain ou le surlendemain pour aller en Lorraine voir un oncle très malade.

20 juillet. M. Bernutz a entendu parler de M. L... elle est en ce moment en Belgique et se porte bien, paraît-il.

OBSERVATION XXV (inédite) (1).

Hématocèle consécutive à une pelvi-péritonite subaiguë.

Premier accouchement il y a cinq ans, suivi de pelvi-péritonite. — Second
accouchement il y a dix-huit mois, suivi de deux abcès. — En novembre 1881,
ménorrhagie de trois semaines. — Entre à l'hôpital le 3 décembre : tumeur
vaginale rétro-utérine; diagnostic pelvi-péritonite. — Vers l'époque menstruelle, qui ne vient pas, apparition d'une tumeur hypogastrique. — Ponction amenant du sang noir, puis tout à coup hémorrhagie considérable de
sang récent par la canule; syncope. — Apparition des règles le 27
décembre. — Règles le 25 février. — Guérison.

La nommée B..., âgée de 25 ans, entre le 3 décembre 1881, salle St-
Basile, 8, à l'hôpital de la Charité dans le service de M. Bernutz.

Cette malade jouit habituellement d'une bonne santé et dans ses antécédents nous n'avons rien de particulier à noter.

Il y a cinq ans, à la suite de sa première couche, elle a eu, dit-elle,
une métrite, pour laquelle elle a été soignée à l'hôpital Cochin, dans le
service du Dr Desprès ; mais d'après les renseignements qu'elle donne
sur cette maladie, il y a certainement eu un peu de pelvi-péritonite et
elle a été assez longtemps malade.

Au mois de mai 1880, elle est accouchée pour la seconde fois, et l'accouchement s'est bien passée ; elle est sortie de l'hôpital au bout de
neuf jours ; mais, quelques jours après, elle a eu des douleurs de bas-
ventre et du côté de l'anus, et cela s'est terminée au bout de cinq à six
jours par l'ouverture spontanée de deux abcés, l'un au périnée, l'autre
dans le sillon génito-crural.

Depuis, tout s'est bien passé et l'état de la malade était excellent. Les
règles étaient revenues très régulièrement.

Au mois de novembre dernier, elle était en retard de deux jours dans
l'apparition de ses règles, lorsqu'elle eut une vive frayeur, à la suite de
laquelle les règles apparurent et durèrent trois semaines. L'écoulement

(1) La partie de cette observation qui précède le 1er janvier 1882, m'a été
communiquée par mon excellent collègue et ami Bastard ; mon cher collègue et
ami Chatellier m'a fourni l'observation du 1er janvier au 1er février.

sanguin fut normal, mais à partir du troisième jour, il s'accompagna de douleurs assez vives dans le bas-ventre ; la malade se présenta à la consultation de M. Vulpian, quinze jours plus tard, et on lui prescrivit du seigle ergoté qui fit cesser l'hémorrhagie; néanmoins, des douleurs dans le ventre persistèrent et la malade se décida à entrer à l'hôpital.

A son entrée, on constate l'état suivant : la malade est un peu pâle ; elle a de la fièvre, peu d'appétit, langue un peu blanche, et elle se plaint de douleurs vives dans le ventre, qui est très sensible à la pression. Au toucher, le vagin donne une sensation de chaleur très vive, le col de l'utérus est porté en avant et en haut derrière le pubis, où il est assez difficile à atteindre. En arrière du col, dans le cul-de-sac postérieur, et un peu porté à gauche, on sent une tuméfaction énorme, du volume d'une orange, douloureuse à la pression, tendue et donnant presque la sensation de fluctuation (cataplasmes sur le ventre).

Le 5. L'état de la malade est toujours le même. M. Bernutz pense que l'on a affaire à une pelvi-péritonite, qui se terminera par suppuration, si celle-ci n'existe pas déjà (quatre sangsues dans le vagin).

Le 6. Les sangsues ont beaucoup coulé et la malade a éprouvé un soulagement très marqué ; la tuméfaction a diminué.

Le 7. La malade se plaint encore de douleurs (vésicatoire sur la fosse iliaque gauche).

Le 8. — Peu de soulagement. La malade se plaint toujours du ventre et l'on commence à sentir, un peu au-dessus du pubis, une tuméfaction dure, douloureuse à la pression, remontant environ à deux travers de doigt au-dessus du pubis.

Les 9, 10 et 11. Cette tumeur augmente chaque jour graduellement et elle arrive à former une tumeur abdominale du volume d'un utérus à trois ou quatre mois, et de forme assez irrégulière.

Le 12. Par le toucher vaginal, on trouve dans le cul-de-sac vaginal et un peu à gauche, un point manifestement fluctuant. Le col de l'utérus n'est pas accessible au doigt. Il doit être refoulé par la tumeur et caché derrière et au-dessus de la symphyse pubienne. Vu l'état de chose, il est décidé que l'on fera une ponction par le vagin dans le cul-de-sac postérieur.

Le 13. *Ponction.* La malade étant placée dans la position obstétricale, on fait avec un gros trocart de Chassaignac une ponction sur la tumeur vaginale, au niveau du point le plus fluctuant. Le trocart, enfoncé d'abord à une profondeur moyenne, il ne sort absolument rien par la canule ; il faut alors enfoncer le trocart passablement plus profondément, et la canule donne alors issue, non à du pus comme l'on s'y attendait, mais à une grande quantité de sang noir et liquide. L'on avait donc affaire non à une pelvi-péritonite suppurée, mais à une hématocèle ; et il est probable que par le premier coup de trocart, celui-ci était resté dans les caillots, qui devaient être accumulés à la partie inférieure de la tumeur ; il a donc fallu enfoncer plus profondément pour pouvoir arriver à la couche de sang liquide. Il s'est écoulé par la canule environ un litre et demi de liquide, et cet écoulement aurait continué si l'on n'avait pas retiré la canule. Il est probable, en effet, qu'à mesure que le sang s'écoulait, la poche se remplissait, d'autre part, par les vaisseaux des fausses membranes, qui limitaient la tumeur. Cela est d'autant plus certain que l'on était justement au moment de l'époque menstruelle, ce dont la malade ne nous avait pas averti. Pendant l'issue du sang, la femme eut bientôt des symptômes d'une hémorrhagie foudroyante : pâleur, syncope, pouls petit et mouvements convulsifs, si bien que pendant un instant on craignit de la voir succomber. L'hémorrhagie cessa dès que la canule fut retirée, et la malade fut rappelée à elle par les moyens ordinaires (potion éthérée, vin de Bagnols, potion de Todd, champagne frappé).

La poche se remplissant à mesure qu'on la vidait, il n'y eut pas de diminution de la tumeur abdominale à la suite de la ponction.

Le soir, l'amélioration est notable, le pouls est plus plein et un peu accéléré ; la malade, très faible, se trouve bien.

Le 14. La malade se trouve mieux, le matin ; les couleurs semblent un peu revenues, le pouls est bon, la tumeur abdominale a le même volume qu'auparavant ; seulement, elle semble être de consistance un peu plus dure. Par le toucher vaginal, on constate que la tuméfaction qui existait dans le cul-de-sac postérieur a beaucoup diminué, presque de moitié, et elle a pris également une consistance un peu plus indurée. Il semble qu'il n'y a pas communication entre elle et la tumeur abdominale ; on ne trouve toujours pas le col de l'utérus, qui doit rester derrière le pubis.

Le 18. L'état de la malade s'améliore de jour en jour ; la tumeur vaginale continue à diminuer, mais la tumeur abdominale reste à peu près stationnaire.

Le 21. L'amélioration continue ; par le toucher, on commence à sentir un peu le col de l'utérus ; la tumeur abdominale diminue aussi un peu.

Le 26. La malade se plaint de quelques douleurs dans le bas-ventre et dans les cuisses ; elle a vomi un peu de bile.

Le 27. Les douleurs ont continué et il est apparu ce matin un peu de sang par le vagin, comme si les règles voulaient apparaître, quoique

M. Jousset.   11

l'on soit à quinze jours de leur époque normale (1). Cataplasmes sina-
pisés sur les cuisses.

Le 28. Les règles n'on pas apparu et la malade a un peu vomi encore
cette nuit. Néanmoins, le ventre n'est pas plus sensible que le jour précédent, et l'état général continue à s'améliorer.

Le 29. Les règles coulent aujourd'hui en assez grande abondance, en
avance de 14 jours environ.

Le 30. L'écoulement sanguin est moins fort, la tumeur abdominale a
beaucoup diminué.

1er janvier 1882. La métrorrhagie reparaît et continue en s'affaiblissant.

Le 5. La métrorrhagie s'arrête, et il ne persiste qu'un écoulement
brunâtre pendant cinq jours environ. La tumeur diminue toujours de
volume.

Lé 12, *soir*. Douleurs assez vives dans le petit basssin. Malaise. Céphalalgie.

Le 13. La tumeur a augmenté de volume surtout vers la gauche, les
douleurs abdominales et lombaires et le malaise ont augmenté (c'est
l'époque des règles) : quatre sangsues dans le vagin. Il ne s'établit pas
d'écoulement sanguin après l'application des sangsues et il s'échappe
seulement un caillot enfermé dans le vagin.

Le 14. Les douleurs abdominales ont très sensiblement diminué ; pas
d'écoulement sanguin.

Le 15. Tout semble rentrer dans l'ordre. Les symptômes douloureux
ont disparu ; il reste seulement un peu de sensibilité dans la fosse
iliaque gauche.

Le 16, *soir*. Douleur vive dans la fosse iliaque gauche, immédiatement
au-dessus de le branche horizontale du pubis. On y sent un prolongement
de la tumeur, laquelle semble avoir diminué de volume. Il est séparé
par un sillon de la tumeur, que l'on sent sur la ligne médiane. Dans la
journée, il s'est établi un léger écoulement brunâtre par le vagin.

Le 17. Petit vésicatoire au-dessus de la branche pubienne gauche.
La tumeur a manifestement augmenté de volume à gauche. On ne pratique pas le toucher par prudence.

Le 18. Même état. L'écoulement vaginal brunâtre augmente.

Le 19. La sensibilité a presque disparu dans la fosse iliaque gauche.
Le vagin est le siège d'un écoulement brunâtre, composé de sang plus
ou moins altéré et mélangé à du mucus et que l'on peut évaluer à cinq

(1) Si ce n'est pas la date des règles, c'est celle qui correspond à peu près
avec le début de l'affection. (M. J.)

ou six cuillerées au moins. Au palper de la fosse iliaque gauche, la portion de la tumeur située sur la ligne médiane est à peine sensible car elle déborde le pubis d'un travers de doigt au plus. La portion latérale est beaucoup plus manifeste, cependant son volume est moindre que les jours précédents ; il ne dépasse pas celui d'une orange et s'étend latéralement vers la fosse iliaque.

Au toucher, on sent sur la muqueuse vaginale (cul-de-sac postérieur) trois petits mamelons, qui ne doivent être autre chose que les piqûres de sangsue. Le col regarde à gauche, un peu en avant ; le fond de l'utérus est porté en avant et à droite. En longeant le bord gauche du col, le doigt tombe sur une petite tumeur séparée du col par un sillon ; cette tumeur est grosse comme un marron et se prolonge jusque sur le cul-de-sac postérieur, mais ne le dépasse pas vers la droite. En portant le doigt encore plus vers la gauche, on sent une seconde tumeur beaucoup plus volumineuse que la précédente, qui fait corps avec elle, mais en est séparée par un sillon très net. Cette seconde tumeur, grosse comme un œuf de dinde, est transversalement allongée de la petite tumeur, accolée au col et dont elle est séparée par le sillon déjà signalé, vers la paroi pelvienne. On n'y sent aucun point fluctuant. Le doigt introduit dans le vagin en apprécie beaucoup mieux le volume, la direction, la forme, et les connexions, que la main appliquée sur la paroi abdominale. Par des pressions on peut la renvoyer de l'une à l'autre ; c'est elle qui a manifestement augmenté de volume au moment de l'époque cataméniale et qui a été l'origine des douleurs accusées par la malade. La tumeur médiane ne semble pas avoir dû participer à l'accroissement dont elle a été le siège à ce moment.

Le 20. L'écoulement sanguin s'est arrêté.

Les 21, 22 et 23. Légère douleur à la fosse iliaque gauche ; écoulement brunâtre semblable à celui déjà signalé les jours précédents. La tumeur située à gauche a diminué d'une façon notable que l'on apprécie facilement au toucher.

Le 26. La tumeur a diminué surtout à gauche ; son volume est tombé beaucoup au-dessous de celui d'un œuf de poule. En arrière, la tumeur a aussi beaucoup diminué ; elle semble divisée en deux portions ; l'une antérieure directement accolée au col utérin ; l'autre est située plus loin en arrière ; cette dernière se prolonge un peu en arrière ; elle est douloureuse au toucher.

Du 1er au 10 février. État stationnaire ; la malade va bien, mange, reprend meilleure mine et ne se plaint pas de son ventre ; elle se lève une partie de la journée. La tumeur est à peine appréciable par le palper.

Le 11. Quelques douleurs de reins, sentiment de pesanteur dans le bas-ventre.

Le 12. Les douleurs ont augmenté ; comme nous sommes à l'époque correspondante aux règles, on met quatre sangsues dans le vagin.

Le 13. L'écoulement sanguin au moment de l'application des sangsues a été assez abondant, mais il n'a pas continué.

Le 14. Beaucoup de mieux.

Les 15, 16, 17 et 18. Le mieux continue.

Le 19. La malade se sentant beaucoup mieux demande à sortir de l'hôpital,

Le 26 ou le 27 février, je reçois une lettre de la malade, disant qu'elle est reprise chez elle de douleurs violentes et me demandant de passer a voir pour la faire rentrer à l'hôpital.

Elle rentre à l'hôpital le 1er mars et à la visite du soir, elle m'apprend que le 22 ou le 23 février, trois jours après sa sortie de l'hôpital, elle a été prise de douleurs violentes à crier, et obligée de reprendre le lit; en même temps il s'est établi une perte violente, qui a cessé la veille de son entrée à l'hôpital.

Le ventre est encore douloureux, sensible à la pression : on sent au-dessus de l'arcade crurale gauche, point d'où émergeait autrefois la tumeur sanguine, un empâtement profond, qui avait disparu au moment de sa sortie, il est probable que vers le 23 février au moment de l'hé-morrhagie, il y a eu à ce niveau une tuméfaction plus considérable que ce qu'on trouve à ce moment, mais bien moins volumineuse que ce qui existait autrefois : la malade affirme du reste qu'elle a senti grossir la tumeur à ce moment.

3 mars. La malade va pas mal, elle recommence à se lever, tout em-pâtement a disparu au-dessus du pubis. Le toucher permet encore de reconnaître une petite tumeur rétro-utérine, non douloureuse, divisée en plusieurs segments par de petits sillons.

Le mieux s'accentue tous les jours ; le 22 mars, la malade est reprise d'un écoulement sanguin, cette fois non accompagné de douleurs ; ce sont bien manifestement ses règles ; la perte du 23 février et celle du 27 décembre étaient donc aussi des manifestations menstruelles ; ce qu'il y a à remarquer dans ce cas, c'est que la date de la réapparition des règles ne coïncide pas avec la date des dernières règles avant la maladie, mais avec le début de la pelvi-péritonite qui s'était ensuite transformée en hématocèle.

Je revois la malade le 10 août, elle a bonne mine et s'est bien portée depuis sa sortie de la Charité. Ses règles ont continué à paraître régu-lièrement depuis, sauf qu'elles avancent de trois à quatre jours sur le mois et qu'elles sont un peu douloureuses.

OBSERVATION XXVI (1).

Hématocèle consécutive à une pelvi-péritonite.

Grossesse à 17 ans, suivie de pelvi-péritonite. — Quatre mois après, nouvelle péritonite. — Le 15 novembre, règles accompagnées de coliques et plus courtes. — Dix jours après, métrorrhagie. — A son entrée, vestiges de pelvi-péritonite ancienne. — Quatre jours après, hémorrhagie s'enkystant dans les brides péritonéales antérieures. — 25 décembre, nouveau raptus sanguin (?). — Guérison.

La nommée Gr... Mélanie, âgée de 24 ans, domestique, entre le 7 décembre 1880, à la Charité, dans le service de M. Bernutz, salle Saint-Basile, n° 8.

Antécédents. — Un de ses frères souffre de la poitrine ainsi que des frères de son père. — Sa mère, très nerveuse, a eu quinze enfants.

Notre malade a eu des attaques d'hystérie de 13 à 15 ans, où l'établissement de la menstruation les a fait cesser. Il lui reste des phénomènes nerveux. Une de ses sœurs a été de même. Ses frères paraissent aussi avoir eu des accidents d'hystérie. A la suite d'une crise qu'eut un de ses frères, notre malade a eu un ictère aigu.

A 17 ans, grossesse, au début de laquelle elle souffrit pendant un mois d'un rhumatisme articulaire. L'accouchement eut lieu à terme, il fut naturel, mais à la suite se montrèrent des accidents qui durèrent deux mois et demi, et qui étaient évidemment dus à une pelvi-péritonite.

Quatre mois après la guérison, nouvelle poussée inflammatoire qui dura un mois. Elle n'a rien éprouvé depuis, mais après un travail fatigant, elle ressent souvent des douleurs dans le ventre.

La menstruation est ordinairement régulière. Les intervalles sont de vingt-huit jours, quelquefois moins?

Le 15 novembre dernier, menstruation à époque régulière ; elle eut quelques douleurs dans le ventre et la durée des règles fut un peu moindre qu'à l'ordinaire.

Le 25. Nouvelles pertes abondantes, qui donnèrent lieu à des douleurs intenses, surtout du côté gauche. Ces pertes ont duré jusqu'à la fin du mois et furent suivies de pertes blanches avec quelques douleurs pendant la miction.

Très fatiguée, elle dut prendre définitivement le lit le vendredi 3 dé-

(1) *Cerné.* Note sur un cas d'hématocèle rétro-utérine dans le cours d'une pelvi-péritonite subaiguë. Arch. de tocologie, juillet 1881, p. 386 et suiv.

cembre. Le dimanche 5, un médecin appelé fit mettre du collodion sur le ventre.

Elle entre à l'hôpital le 7, et ce jour-là perd un peu de sang ; cette perte va augmenter les jours suivants.

A son entrée, on constate au toucher des vestiges de pelvi-péritonite ancienne, entourant et immobilisant l'utérus, dont le col est court, fermé et déchiqueté. En arrière et à gauche, sensibilité au doigt et tuméfaction.

Pas de chaleur considérable.

Dans le cul-de-sac vaginal gauche, granulations très sensibles au doigt.

La peau de l'abdomen est très sensible.

Traitement. — Un vésicatoire est placé sur la fosse iliaque gauche.

Le 11 décembre. Dans la nuit précédente, vers minuit, la malade a prouvé de violentes douleurs dans le ventre, quelques nausées et un sentiment de vertiges. Elle ressentait auparavant quelques douleurs dans la jambe gauche; elle en a subitement ressenties à droite, il lui fut impossible de remuer les membres inférieurs.

La face est pâle, les lèvres décolorées ; le pouls est petit, filiforme, rapide, la respiration accélérée ; en somme tous les signes classiques d'une hémorrhagie interne. Soif vive.

Le toucher immédiatement pratiqué (moins de dix heures après le début des phénomènes) révèle la présence dans la cloison recto-vaginale d'une collection liquide, fuyant sous le doigt, dont la partie inférieure n'est pas distante de la fourchette de plus de trois à quatre centimètres. La région postérieure semble seule intéressée; les parties latérales sont libres.

Le col est refoulé en avant, mais peu ; le peu de consistance de la nouvelle collection laisse sentir à gauche l'empâtement précédemment constaté. Le toucher est douloureux.

La sensibilité du ventre est exquise, surtout au-dessous de l'ombilic. Son volume est énorme. On peut constater à grand'peine une plus grande consistance vers les fosses iliaques et probablement de la matité à la partie inférieure.

Diagnostic : Hématocèle développée dans les fosses membranes péritonéales antérieures.

Traitement : Champagne frappé. Glace sur le ventre. Lait froid. Opium, 1 centigramme toutes les heures.

Température vaginale : Matin 39,3 ; soir 39,5 ; température axillaire : soir 39,3.

Pouls, 124. Respiration, 36.

Le 12. La consistance a augmenté ou plutôt la poche semble plus remplie ; le liquide fuit moins sous le doigt. Le col est situé plus en avant et plus haut. On ne peut atteindre le fond du cul-de-sac.

Les phénomènes généraux sont moins accusés, le pouls moins petit.

Pendant la nuit dernière, elle a encore eu des douleurs assez intenses de 11 heures à 2 heures du matin.

Température axillaire : Matin, 38,1 ; soir 38,8 ; température vaginale : matin 38,6 ; soir 39°.

Pouls : matin 110 ; soir 106. Respiration : matin 32 ; soir 22.

Le 13. La malade a passé une excellente nuit. La sensibilité à la pression est un peu moindre, mais elle se réveille très facilement, surtout si l'on veut pratiquer la percussion, quelque légère soit-elle. M. Bernutz pense toujours que l'épanchement s'étend vers les fosses iliaques et affecte ainsi la forme d'un cœur de carte à jouer.

Suppression du champagne. Deux potions de Tood.

Le soir, le pouls est relevé, mais inégal et un peu irrégulier. Faciès un peu animé.

L'écoulement de sang, qui avait été diminuant, n'existe plus aujourd'hui.

Température axillaire : Matin 38,6 ; soir 39,1. Température vaginale : matin 38,8 ; soir 39,3.

Pouls : matin 100 ; soir 112. Respiration : matin 22.

Le 14. Bien que la nuit eût été moins tranquille, le faciès est bon, peut-être un peu fébrile. Joues amaigries. Pommettes et lèvres rouges. Yeux brillants.

La malade, attribuant sa douleur à ce qu'elle n'a pas été à la garde-robe, depuis le jour des accidents, insiste vivement pour avoir un lavement.

Température axillaire : Matin 38,2 ; soir 38,9. Température vaginale : Matin 38,5 ; soir 39,3.

Pouls : Matin 108 ; soir 96. Respiration : soir 32.

Le 15. Le lavement a amené seulement ce matin une garde-robe avec expulsion d'un peu de sang du vagin. L'écoulement de sang a en effet recommencé hier, mais très faible.

Le col utérin est plus remonté encore que le jour précédent ; c'est à peine si on peut l'atteindre avec l'extrémité du doigt.

Température axillaire : matin 38,4 ; soir 28.8 ; température vaginale : matin 38,6 ; soir 39,3.

Pouls : matin 108 ; soir 112 ; respiration : soir 30.

Le 16. Etat de surexcitation très manifeste. Pâleur plus considérable. Toute la journée, elle est dans cet état, inquiète, lasse, très fatiguée de sa position couchée. Il est vrai qu'elle a pris moins d'opium.

Garde-robes dans la journée.

Le soir, pouls faible ; moins d'excitation.

Température axillaire : matin 38,7 ; soir 39.1. Température vaginale matin 39,3 ; soir 39,6,

Pouls : matin 104 ; soir 108. Respiration : soir 40.

Le 17. Assez bonne nuit.

Le soir elle se sent mieux et prend avec plaisir un bouillon chaud pour la première fois depuis le 11.

Température axillaire : Matin 38,2: soir 38.4. Température vaginale : matin 38,8 ; soir 39,4.

Pouls : matin 112 ; soir 108.

Le 18. Très bonne nuit sans opium, Garde-robes abondantes dans la journée. Deux bouillons le soir ; dans la journée, elle a eu un vomissement bilieux. L'écoulement de sang continue.

Température axillaire : Matin 38,8 ; soir 38,4. Température vaginale : matin 38,5 ; soir 39,2.

Pouls : soir 108.

Le 19. Température axillaire : Matin 38" ; soir 36,8 (?)

Pouls : Matin 108 ; soir 110.

Diarrhée toute la journée. Elle ressent de temps à autre des douleurs dans le ventre et dans les reins, toutes les demi-heures environ.

Le 20. Le sommeil est moins bon. Des huîtres qu'on avait fait venir ne l'ont pas tenté.

La palpation est toujours difficile. On constate un empâtement remontant surtout à droite, jusqu'à la hauteur de l'ombilic, mais il est sonore et ressemble moins à une collection liquide qu'à des masses intestinales agglomérées par des fausses membranes.

Le toucher donne le même résultat que la dernière fois.

Un vésicatoire est placé sur la fosse iliaque droite.

Le soir, elle est plus tranquille, moins de douleurs. Transpiration cutané assez abondante.

Température axillaire : matin 37,6. soir 37,1. (1) Température vaginale : matin 38,2. soir 38,7. Pouls soir 100.

Le 21. Elle dit avoir éprouvé un grand soulagement à la suite du vésicatoire. Elle est dans une somnolence presque continuelle, effet de l'opium sans doute,

Température axillaire : matin 37.5 ; soir 38,6.

Pouls matin 84, soir 84.

Le 22. Pas de garde-robes depuis sa diarrhée du 19.

(1) Nous pensons, à cause de l'écart de 37,1 à 38,7, qu'il y a là une faute d'impression, et qu'il faut lire 38,1 au lieu de 37,1 (M. J.).

Le sang avait cessé depuis deux jours ; il a reparu cette nuit.

Le soir, elle a eu un vomissement après le potage.

Température axillaire : matin, 37,8 ; soir, 38,2. Température vaginale : matin, 38,6 ; soir, 38,8.

Le 23. La nuit a été bonne sans prendre d'opium. La perte a cessé.

Toucher. Le col est moins refoulé en avant ; on peut atteindre le cul-de-sac ; la fluctuation est la même.

Température axillaire : matin, 38,6 ; soir, 38,4. Température vaginale : matin, 38,9 ; soir, 38,8.

Le 24. Le soir, il y a eut des vomissements bilieux. La malade est prise de frissons, elle éprouve des douleurs intenses dans le ventre, et surtout à droite, spontanément et à la pression.

Elle a une garde-robe, que n'avaient pu amener les lavements, qu'on lui donnait les jours précédents.

Depuis quelques jours, elle déplaçait ses membres inférieurs avec assez de facilité. Maintenant, toute les difficultés et les douleurs sont revenues. La soif est plus intense.

Toucher. Le vagin est beaucoup plus chaud. La poche semble plus tendue, plus fluctuante, simplement peut-être parce qu'elle résiste davantage et que les sensations sont plus nettes. Le col est plus porté en avant. Le cul-de-sac gauche est moins dur.

Opium. Boissons glacées.

Température axillaire : matin, 38° ; soir, 39,6. Température vaginale : matin, 39° ; soir, 40°.

Pouls soir, 120 ; Respiration, soir, 48.

Le 25. La nuit n'a pas été trop mauvaise. Il y a encore eu des vomissements de liquide absolument jaune. Le pouls est petit et difficile à compter, la pâleur très grande. M. Bernutz pense qu'il se sera produit un nouveau raptus sanguin. Toutefois, il n'y a pas eu de sensations de vertiges ; le pouls n'a pas été filiforme.

Le ventre est très ballonné et surtout beaucoup plus saillant au niveau de la tuméfaction principale à droite. Elle remonte plus haut, un peu au-dessus de l'ombilic, et se dessine assez nettement sous les téguments.

Traitement : champagne. Glace sur le ventre.

Température axillaire : matin, 38,4 ; soir, 39,2. Température vaginale : matin, 39,1 ; soir, 40°.

Pouls : matin, 124 ; soir, 108 ; Respiration : matin, 45 ; soir, 30.

Le soir, mieux général. Pas de vomissements pendant la journée, peu de douleurs.

Le 26. Mauvaise nuit. L'après-midi se passa un peu mieux ; avec moins de douleurs, plus de calme.

Pouls inégal, mais plus fort.

Température axillaire: matin, 38°; soir, 38,9 ; Température vaginale: matin, 38,5 ; soir, 39,6.

Pouls : matin, 100; soir, 120. Respiration : soir, 26.

Le 27, Sommeil pendant la nuit.

Ce matin, vomissement après avoir bu du champagne. La malade est pâle, mais calme, et elle est tranquille pendant la journée toute entière. Elle éprouve beaucoup moins de difficultés à remuer les membres inférieurs.

Température axillaire : matin, 38,2 ; soir, 39,3. Température vaginale : matin. 38,5; soir, 39,6.

Pouls : matin, 96 ; soir, 104. Respiration : soir, 26.

Le 28. Garde-robe spontanée très abondante. Le mieux se déclare nettement.

Température axillaire : matin, 36,7; soir, 36,9. Température vaginale: matin, 37,6 ; soir, 37,7.

Pouls: matin, 92; soir, 104.

Le 29. Température axillaire: matin, 37,3 ; soir, 37,2; Température vaginale: matin, 37,7 ; soir, 37,4.

Le 30. Le mieux continue, la langue est plus fraîche, elle mange du potage avec plaisir.

Température axillaire: matin, 36,4 ; soir, 36,4. Température vaginale: matin, 37°; soir, 37,2.

Pouls : soir, 80.

Le 31. La gaieté revient; elle tiendrait à se lever. Elle a mangé une côtelette à déjeuner et du poulet à dîner.

Depuis deux jours, le ventre est beaucoup moins ballonné, et d'une exploration relativement facile. La grosse tumeur a bien diminué. Elle descend au-dessous de l'ombilic, est presque médiane et ressemble à un utérus de six mois. Il y a seulement, à ce niveau de la submatité, petite zone de matité tout à fait en bas. Dans la fosse iliaque gauche, il n'y a presque plus rien.

Au toucher, la fluctuation existe toujours, sans parties dures. La tumeur est toujours considérable. Le col difficile à atteindre.

Température axillaire : matin, 36,6 ; soir, 36,6.

7 janvier 1881 (1). La malade pensant que ses règles doivent venir vers cette époque, on met quatre sangsues dans le vagin. Elles prennent bien, mais les règles ne viennent pas.

Le 12. La tumeur a passablement diminué. On atteint le col de l'uté-

(1) La fin de cette observation a été fournie à Cerné par notre collègue Bastard, qui l'a remplacé chez M. Bernutz.

rus beaucoup plus facilement, et la tumeur mollasse du cul-de-sac postérieur s'indure un peu. Toujours quelques douleurs.

Le 19. La malade se plaint de douleurs assez vives dans le ventre.
La tumeur abdominale a notablement augmenté de volume; elle remonte
un peu au-dessus de l'ombilic. Au toucher, on ne peut plus atteindre le
col, ce que l'on pouvait faire hier avec facilité. Elle a d'ailleurs souffert
vivement pendant la nuit.

Traitement. — Quatre sangsues dans le vagin, elles donnent beaucoup
de sang.

Le 20. Soulagement notable. La tumeur descend au-dessous de l'ombilic. Le col peut être atteint avec le doigt, mais il est encore placé
plus haut qu'avant cette dernière poussée.

Le 27. Les règles se montrent, après quelques douleurs.

2 février. Cessation des règles. La tumeur abdominale a la même
hauteur, mais elle a diminué de largeur.

Le 11. Douleurs dans le ventre, quatre sangsues dans le vagin qui
amènent un grand soulagement.

Le 16. Les règles sont survenues hier avec leurs symptômes habituels.
Sinapismes aux cuisses et potion au carbonate d'ammoniaque.

Elles s'interrompent pendant vingt-quatre heures, du 18 au 19, et
reprennent pour cesser définitivement le 21.

Le 23. L'utérus est revenu à sa place; il est en antéversion légère,
très mobile. La tumeur n'existe plus, si ce n'est en arrière du col, où
l'on sent une petite tuméfaction de la grosseur d'une noisette.

Le 24. La malade s'est levée pendant une demi-heure sans souffrance.

15 mars. C'est l'époque des règles; elles n'apparaissent pas. La malade souffre. L'application de quatre sangsues dans le vagin fait apparaître l'écoulement de sang, qui se fait régulièrement.

Le 26. Exeat.

A la fin de mai, M. Bernutz a revu la malade, qui allait aussi bien que
possible, sans être encore très forte. Elle n'avait éprouvé aucune nouvelle poussée.

OBSERVATION XXVII (inédite) (1).

Hématocèle anté-utérine consécutive à une pelvi-péritonite.

La nommée Victorine M..., âgée de 20 ans, entre le 9 juillet 1882, salle
Ste-Madeleine, n° 1, dans le service du professeur Peter.

(1) Communiquée par mon cher collègue et ami A. Chauffard.

Elle a été réglée à 15 ans; ses règles, toujours très abondantes, duraient habituellement huit jours. Il y a trois ans, quinze jours environ après l'époque qui avait eu lieu comme à l'ordinaire, elle fut prise de douleurs de reins, assez violentes pour la forcer à marcher courbée en deux, et, sans aucune raison, elle eut une métrorrhagie. Conduite à l'hôpital de Ménilmontant, elle y resta six semaines : elle avait de la fièvre, des vomissements, mais son ventre n'était pas dur comme il est en ce moment : la métrorrhagie dura encore quelques semaines; on lui mit des cataplasmes pour tout traitement (1).

Après sa sortie de l'hôpital, ses règles revinrent comme auparavant. C'est à ce moment qu'elle eut ses premiers rapports sexuels; rapports relativement rares, parce qu'elle habitait chez ses parents. Elle gardait du reste la réserve à l'époque de ses règles.

Le 27 avril dernier, quinze jours après ses règles, elle a, sans cause connue, une métrorrhagie : elle garda le lit : son ventre, dit-elle, n'était pas comme aujourd'hui, elle souffrait principalement de vomissements et de pertes, qui ont duré jusqu'à il y a huit jours.

A ce moment, elle se lève pour aller danser ; elle est alors prise de faiblesse, elle devient pâle et on doit la ramener chez elle, où elle se met au lit. Elle éprouve des frissons, de la fièvre, des vomissements et son ventre devient gros et dur.

A son entrée à l'hôpital, elle présente, d'une part, de la gale et elle se plaint de souffrir du ventre ; pas de fièvre, pas de vomissements. Le pouls est régulier et le visage n'est pas animé.

Le ventre présente une saillie sous-ombilicale. La palpation permet de constater une tumeur globuleuse, rénittente, assez régulière. sans bosselures, de consistance un peu plus ferme dans la fosse iliaque droite.

Matité complète à la percussion à ce niveau ; le ventre est peu douloureux à une pression légère.

Cette tumeur offre à peu près la forme d'un cœur de carte à jouer, à échancrure médiane au-dessous de l'ombilic, elle remonte un peu plus haut que celui-ci sur les côtés, principalement à droite.

Diamètre vertical médian jusqu'à l'épine du pubis. 11 centimètres. Diamètre transversal supérieur, 21 centimètres.

Pas de fluctuation appréciable.

Au toucher, l'utérus paraît complètement refoulé en arrière, avec légère déviation de son axe en rétroversion ; il est encore un peu mobile. Le cul-de-sac antérieur et les culs-de-sac latéraux du vagin sont oblitérés par une masse dure, saillante, régulière, douloureuse à la pres-

____

(1) Elle eut vraisemblablement une pelvi-péritonite a cette époque. (M. J.)

sion et résistante sous le doigt. Le cul-de-sac postérieur est difficile à atteindre, mais paraît libre, Le col est un peu ramolli.

Il n'existe pas de troubles de la miction, ni de la défécation, sauf une légère diarrhée.

Du 9 au 12 juillet, elle est touchée trois fois, et le 12 elle est prise d'une légère perte.

Les 13 et 14. La perte continue.

Le 15. La perte s'arrête.

Le 20. Le toucher donne les mêmes signes qu'au début. La partie de la tumeur qui occupe le cul-de-sac latéral droit et le cul-de-sac antérieur est peut-être un peu plus dure. Sous le doigt, la palpation abdominale montre que la tumeur a diminué et qu'elle est manifestement plus dure.

Diamètre vertical médian, 10 centimètres.

Diamètre transversal, 18 cent.

Le 28. Aucune douleur abdominale. Par la palpation hypogastrique, on ne retrouve presque plus de traces de la tumeur primitive. A peine un peu de rénittence profonde.

Au toucher, même intégrité du cul-de-sac postérieur et du cul-de-sac latéral droit. Même refoulement en arrière et même mobilité de l'utérus. Dans le cul-de-sac antérieur, et débordant vers le cul-de-sac gauche, tumeur globuleuse, du volume d'une pomme, régulière, dure et absolument indolente.

Le 29. Exéat sur sa demande.

OBSERVATION XXV II (résumée).

Hématocèle pré-utérine suppurée; perforation intestinale; mort.

Louise Aubert, 27 ans, entrée le 6 novembre 1857 à l'hôpital Lariboisière.

Bien réglée ; pas de grossesse.

Il y a trois mois, à la suite d'une violente frayeur, qui amena la suppression brusque des règles, il se développa une tumeur à la partie inférieure de l'abdomen. Cette tumeur ayant pris des proportions considérables, une incision fut faite par M. Monod ; il ne s'ensuivit aucune amélioration. La malade sort de la maison de santé pour entrer à Lariboisière.

A son entrée, l'abdomen est extrêmement ballonné, la vessie est refoulée en avant. Tuméfaction dure, résistante, située au-devant de l'utérus et s'étendant à toute la moitié latérale droite de l'abdomen. On diagnostique une hématocèle pré-utérine. L'incision faite à la maison de santé n'a donné que du sang. La partie pelvienne de la tumeur refoule la vessie en bas. Evacuation facile des selles et des urines.

11 novembre en pressant sur la tumeur on fait sortir un peu de sang altéré.

Le 12. Le liquide sanguinolent examiné au microscope paraît un mélange de pus et de sang.

Le 14. Douleurs abdominales violentes empêchant la malade de dormir.

Le 22. La tumeur a évidemment diminué : issue de pus et de matières putrides.

Le 27. Le liquide est devenu manifestement purulent.

Du 27 novembre au 27 décembre. Le pus continue à s'écouler par la plaie ; l'odeur très fétide à la fin de la vie fait penser à une communication de l'intestin avec la poche, quoiqu'on n'ait pas trouvé de matières fécales dans le pus rendu.

Le 27. Mort.

Autopsie. La cavité abdominale étant ouverte, ou trouve la masse intestinale en bas et droite d'une couleur noirâtre, comme sphacélée, sans cependant qu'on retrouve l'odeur caractéristique de la gangrène. Les anses intestinales sont réunies entre elles par des adhérences nombreuses qui paraissent le résultat d'une péritonite partielle. L'S iliaque du côlon est déplacé et décrit un trajet remarquable par suite des adhérences qui se sont établies.

La collection occupe la fosse iliaque drcite ; l'existence d'un épanchement sanguin et purulent entre la vessie et l'utérus semble indiquer que le point de départ des accidents était en ce lieu même ; l'utérus est libre par sa face postérieure, adhérent à la vessie par sa face antérieure Il semble que le cul-de-sac vésico-utérin se soit rompu et que l'épanchement ait pénétré dans l'abdomen (?) (*Chassaignac*, Traité pratique de la suppuration, tome II, obs. DXXX, page 463 et suiv.).

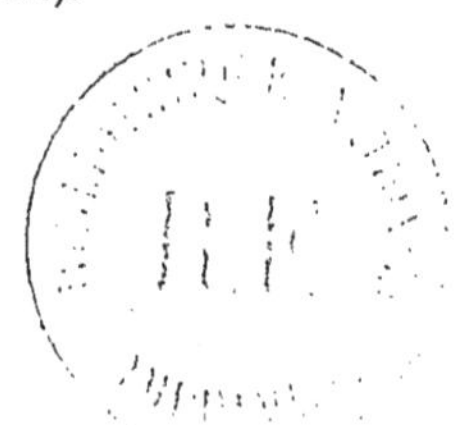

TABLE DES MATIÈRES

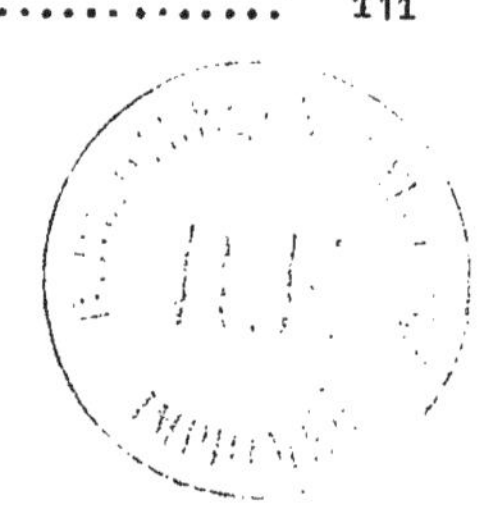

Paris. — A. PARENT, imp. de la Fac. de médec., rue M.-le-Prince, 31.
A. DAVY, successeur.